DÉFENSE

DES

MÉDECINS FRANÇAIS.

A ORLÉANS, DE L'IMPRIMERIE DE JACOB,
RUE POTHIER, n° 11.

DÉFENSE

DES

MÉDECINS FRANÇAIS

CONTRE

LE DOCTEUR BROUSSAIS, AUTEUR DE LA NOUVELLE DOCTRINE MÉDICALE,

OU

LETTRES MÉDICALES A M. BROUSSAIS,

Suivies d'un TRAITÉ complet de Médecine pratique d'après la doctrine la plus généralement reçue en France;

DEUXIÈME LIVRAISON,

COMPOSÉE DE HUIT LETTRES, DE GÉNÉRALITÉS SUR LES PHLEGMASIES, ET D'UN TRAITÉ DES INFLAMMATIONS CUTANÉES, SOIT AIGUES, SOIT CHRONIQUES.

PAR S.-P. AUTHENAC,

MÉDECIN EN CHEF DE PLUSIEURS HOPITAUX.

PRIX : CINQ FRANCS.

« La Médecine systématique me paraît, et je ne
» crois pas employer une expression trop forte, un
» vrai fléau du genre humain (*D'Alembert*). »

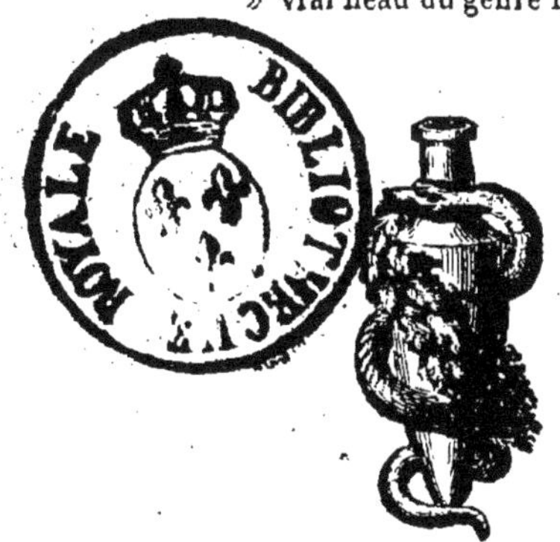

A PARIS,
CHEZ BÉCHET LIBRAIRE,
PLACE DE L'ÉCOLE DE MÉDECINE.
1822.

Je regarderai comme exemplaires de contre-façon, et ferai saisir tous ceux qui ne seront pas revêtus de ma signature et d'un numéro particulier.

N°

DÉDICACE.

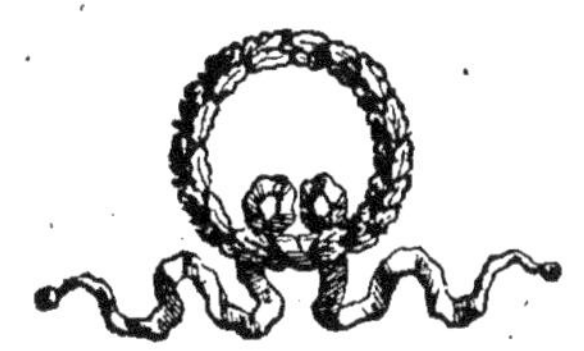

A MESSIEURS

ALIBERT,

PREMIER MÉDECIN ORDINAIRE DU ROI, PROFESSEUR DE LA FACULTÉ DE MÉDECINE DE PARIS, ETC.

ET RÉCAMIER,

PROFESSEUR DE LA CLINIQUE DE PERFECTIONNEMENT DE LA FACULTÉ DE MÉDECINE DE PARIS, ETC.

POUR L'ÉCLECTISME ÉCLAIRÉ QU'ILS PROFESSENT, ET LES PROGRÈS QUE LEUR DOIT LA MÉDECINE D'OBSERVATION.

S.-P. AUTHENAC.

TABLE

DES LETTRES.

LETTRES

A M. BROUSSAIS.

DIXIÈME LETTRE.

LA MONTAGNE EN TRAVAIL ENFANTE UNE SOURIS.

Monsieur,

CXV) Non loin du centre de mes excursions médicales, se trouve un vieux médecin très instruit, qui, après avoir exercé la haute médecine dans une grande ville de France, s'est retiré à la campagne pour mettre, dit-il, un intervalle entre les travaux de la vie et le repos de l'éternité. Je pourrais ici vous faire son portrait; mais ses paroles et ses actions le feront suffisamment connaître dans les lettres de cette livraison et des suivantes. Il prend d'ailleurs plaisir à se rappeler et à raconter les discussions qui ont eu lieu entre les médecins de son temps, et ne manque guère d'ajouter à ses narrations intéressantes le *et quorum pars magna fui*. Il aime aussi, parvenu au port et à l'abri des tempêtes, il aime à observer de sa paisible retraite les hasards que courent ceux qui fendent l'onde à travers la mer tantôt calme, tantôt orageuse du siècle. Il est donc au courant des nouvelles médicales, et suit avec le plus grand intérêt la révolution qui s'opère parmi nous : il a lu et médité vos ouvrages; et il attendait avec impatience votre *Traité de Pathologie* et votre *Recueil d'observations*, promis depuis cinq ans (*Ex.* 1re *éd.*, *p.* 212, 418, 460; *et* 2e, *p.* 54, *etc.*), lorsqu'on annonça qu'une de vos productions était sous presse. Comme tout ce qui vous concerne pique aujourd'hui la curiosité de tout médecin instruit, il me demandait souvent si cet ouvrage avait encore paru : enfin il me fut envoyé, et aussitôt je montai à cheval et me rendis chez ce vénérable vieillard.

CXVI) Vous êtes tout essoufflé, quel bon vent vous amène? quelle bonne nouvelle apportez-vous? me dit-il, en me regardant d'un œil où pétillait la joie, où brillait le désir. Ces deux volumes, à feuilles non coupées, m'annoncent que l'amitié l'a emporté sur la curiosité. — Oui, repris-je, en lui serrant la main, j'ai mieux aimé vous donner le plaisir de lire que de lire moi-même. J'ai d'ailleurs tant d'autres sujets de diversion dans ma pratique, et vous en avez si peu dans votre solitude. Je vous apporte l'ouvrage de M. Broussais. — L'ouvrage de M. Broussais! son *Cours de Pathologie* sans doute? — Vous n'y êtes pas. — C'est donc son *Recüeil d'observations*. — Encore moins. — Quel ouvrage est-ce donc? — C'est la seconde édition de l'*Examen*. — La seconde édition de l'*Examen!* — Oui Monsieur, ainsi (*parturient montes, nascetur ridiculus mus*) *la Montagne en travail enfante une souris.* — *Une souris!* répondit le vieillard avec indignation et en frappant du pied la terre, dites plutôt *un vilain crapaud*... Oui! la description que Lacépède a faite du plus informe des reptiles, convient complètement à cet ouvrage affreux.... « Depuis long-temps, dit ce naturaliste, l'opinion a flétri » cet animal dégoûtant; tout en est vilain, jusqu'à son nom » qui est devenu le signe d'une basse difformité; il semble » vicié dans toutes ses parties.... S'il a des pattes, elles n'élè» vent pas son corps disproportionné au-dessus de la fange » qu'il habite; mangeant des herbes puantes ou venimeuses, » caché dans la vase, tapi sous des tas de pierres, retiré dans » des trous de rochers, sale dans son habitation, difforme » dans son corps, obscur dans ses couleurs, infect par son » haleine, ne se soulevant qu'avec peine, ouvrant quand on » l'attaque une gueule hideuse, n'employant d'autre arme » qu'une liqueur fétide qu'il lance, que paraît-il avoir de » bon? » — Il allait continuer l'application de la description du crapaud à l'ouvrage de M. Broussais, quand je l'interrompis, et ajoutai en riant : si M. Broussais nous a complètement joués, soit en manquant à la promesse qu'il avait faite de publier son *Traité de Pathologie* et son *Recueil d'observations*, soit en mettant une seconde fois au jour son *Examen*, ouvrage aussi mal conçu qu'informe et mal exécuté (*lettres XIII-XIV*), il faut avouer que vous l'en avez assez puni par la comparaison ignoble que vous venez d'établir. On ne peut vous nier qu'il n'y ait quelque ressemblance entre l'ouvrage de M. Broussais, et le reptile de M. Lacépède; néanmoins vous avez un peu trop abusé de cette ressemblance et outré votre comparaison. -- En quoi, reprit-il avec vivacité, trouvez-vous que j'ai outré la comparaison? *Cet ouvrage n'est-il pas depuis long-temps flétri par l'opinion? tout n'en est-il pas vilain jusqu'à son nom? ne semble-t-il pas vicié dans toutes ses parties?* dans ses preuves, ses dispositions, son ensemble, sa forme? Les preuves qui lui servent de base, représentées par *les pattes du crapaud*, sont-elles prises des faits? ne consistent-elles pas toutes au contraire en propositions générales sans preuves, en assertions gratuites, en hypothèses ridicules, en raisonnemens et en sophismes à perte de vue (*lettre XIII*)? Elèvent-elles cet ouvrage disproportionné *au-dessus de la fange* qui l'enveloppe et le pénètre de toutes parts, c'est-à-dire au-dessus des faussetés et des contradictions qui y fourmillent (voyez *lettre XIV*))? l'auteur n'a-t-il pas les habitudes du reptile? ne cherchent-ils pas l'un et l'autre à se soustraire à la lumière, *à se cacher;* l'un, *dans la vase*, l'autre derrière les injures et les invectives si grossièrement dirigées sur ses contemporains? (*lettres XII-XIV*) Si l'un *se tapit sous des tas de pierres*, l'autre ne s'ensevelit-il pas au milieu des matériaux informes qu'il a entassés pêle-mêle dans son ouvrage? Enfin, si le crapaud se *retire dans des trous de rochers*, M. Broussais ne se retranche-t-il pas derrière ses propositions générales, ses fausses assertions, ses hypothèses, ses raisonnemens vrais ou faux, et ses sophismes (*lettres XIII-XIV*)? en un mot, derrière cette espèce de salmigondis, que son tempérament mélancolique avait produit sous le nom d'*Examen de la Doctrine, etc.*, dont le public avait fait justice, mais qu'il vient d'exhumer en publiant sa seconde édition? -- Il y a du vrai dans ce que vous dites, répondis-je en l'interrompant encore; mais, dans ce salmigondis, tout salmigondis qu'il est, on y trouve cependant de très bonnes choses. — Oui, quelques bonnes choses parmi cent pauvretés : telles sont ses gastro - entérites soit primitives, soit secondaires, qu'il voit partout, même où elles ne sont pas; et que vous admirez un peu trop, même quand elles ne devraient pas l'être du tout. — Quoi! Monsieur, vous appelez ses gastro-entérites quelques bonnes choses! c'est la plus belle découverte médicale qui ait été faite dans ce siècle, et peut-être dans les siècles qui l'ont précédé. Ne devez-vous donc pas vous en faire une idée plus relevée? et avoir plus d'indulgence que vous n'en avez pour son auteur qui nous a fourni le moyen de faire tant de bien dans les maladies de mauvais caractère, et dans un très grand nombre d'autres non moins graves? Combien d'exemples n'avez-vous pas observés dans mon hôpital, de l'heureux essai de ce moyen sur les fièvres dites essentielles? Et, tout récemment, un état adynamique compliquant un rhumatisme aigu, à son 15e jour, n'a-t-il pas disparu à vos yeux en 24 heures, au moyen du traitement actif de la gastro-entérite? — Ce que vous dites est en partie vrai, répartit le vieillard : mais, d'après la manière absolue dont l'auteur présente ses découvertes, elles seront aussi nuisibles qu'utiles; leur avantage réel se trouvera neutralisé par les inconvéniens de leur exagération, et leur effet en deviendra nul. En effet, si M. Broussais traite toutes les fièvres dites essentielles comme des gastro-entérites, que deviendront celles qui sont symptomatiques de toute autre phlegmasie, et surtout celles qui sont véritablement essentielles? Que serait devenue, par exemple, entre ses mains, la fièvre pestilentielle de Barcelonne, dans laquelle les stimulans et les toniques soulageaient ou guérissaient, tandis que les débilitans étaient toujours nuisibles, et l'application des sangsues constamment suivie de mort? il eût infailliblement tué tous les Barcelonnais avec ses idées, ses principes, et son traitement, exclusifs. Également, pour ne pas sortir de l'exemple que vous m'avez cité, puisque M. Broussais pense que le danger des rhumatismes dépend de la gastro-entérite, qui presque toujours les complique, que deviendraient sous l'influence de son traitement ces rhumatismes aigus simples sans complication de gastro-entérite, qui sont endémiques chez vous; et que vous ne guérissez constamment qu'en leur laissant parcourir leurs périodes après un traitement plus ou moins actif de 3 ou 4 jours? il y troublerait la marche de la nature, et tuerait la moitié des malades. — Vous avez raison, ajoutai-je, quand vous dites que M. Broussais abuse de ses découvertes; mais, en avez-vous, quand vous voulez qu'on les rejette, parce qu'il en abuse en les généralisant trop? N'y a-t-il pas un milieu entre ces deux extrêmes, celui de les accueillir en les renfermant dans de justes bornes. Or tel doit être le but de tous les médecins éclectiques, et tel est en particulier le mien dans ma défense. — Et vous espérez, dit le vieillard en souriant, conduire M. Broussais comme un mouton, le faire revenir sur ses pas? — Pourquoi ne l'espérerais-je pas, et pourquoi ne dirais-je pas, à l'instar d'un saint personnage : *Reposita est hæc spes mea in sinu meo.* — Pauvre innocent, s'écria-t-il en haussant les épaules! il emprunte le langage des Saints, parce qu'il a le cœur excellent, ne connaît point les hommes, et les juge d'après lui-même; il ne sait pas qu'un chef de secte ne se convertit jamais, tous les historiens sont d'accord sur ce point. — M. Broussais, répondis-je, n'en aura que plus de mérite en offrant au monde étonné le premier exemple d'une conversion aussi difficile et aussi extraordinaire. Un pareil trait me paraît digne de son caractère qui semble fait pour vaincre tous les obstacles. — Vous vous abusez, mon pauvre ami, vous vous abusez, répliqua le vieillard : M. Broussais, comme tous les autres chefs de secte, ne se convertira point; il persévèrera et mourra dans l'impénitence finale. Je connais le cœur de l'homme, et celui de M. Broussais en particulier; *experto crede Roberto*, dans la peau mourra le renard. — En disant ces mots, le vieux médecin mit fin à cette conversation, et me remit, comme preuve de sa dernière assertion, le dialogue qu'on verra dans la lettre suivante.

CXVII) Voilà donc, Monsieur, la terrible prédiction de votre impénitence finale, dans la bouche d'un vieillard expérimenté, et estimable sous tant d'autres rapports. Puisset-elle ne jamais s'accomplir ? puissiez-vous, au contraire, répondre à mes vœux, et ne pas démentir la haute opinion que j'ai conçue de M. Broussais. L'enthousiasme avec lequel vous avez vanté le courage de J. Frank abjurant le brownisme à la face de l'Europe étonnée, me fait espérer que vous offrirez un aussi beau spectacle à la France, votre patrie, si accoutumée à tous les genres d'honneur et de gloire? Courage donc, ô intrépide M. Broussais! si je pouvais dire, ô mon cher ami! Vous aimez la gloire; eh bien, c'est là qu'elle vous attend! S'il faut beaucoup de force pour revenir d'une erreur, il y a d'autant plus de gloire à le faire; tandis qu'il ne faut que de la faiblesse pour y persévérer, et qu'on n'y trouve que de l'ignominie. Suivez donc la voie qui vous est tracée par le chef de la médecine allemande, si vous voulez devenir le chef de la médecine française. Quittez comme Frank la route avilissante de l'erreur, pour marcher comme lui la tête levée dans le sentier honorable de la vérité. Agissez avec ce courage et cette grandeur d'ame qui le caractérisèrent jadis, et vous forcèrent à l'admirer : *quem secutus es errantem, sequere pœnitentem.*

Nous avons l'honneur d'être, etc.

ONZIÈME LETTRE.

M. BROUSSAIS ET M. GIRARDOT SON CONFIDENT.

Monsieur,

CXVIII) Je m'empresse de vous communiquer le dialogue dont il a été fait mention dans la lettre précédente. Il s'agit d'un entretien où l'on vous fait parler d'après l'opinion publique fondée sur vos paroles, vos actions, vos écrits et vos cours. Le but moral de cette lettre est : 1°, de vous porter, à vous amender si le dialogue est vrai, à détromper le public s'il ne l'est pas; 2°, de faire connaître de plus en plus à nos lecteurs, le caractère de l'homme célèbre dont ils doivent adopter ou rejeter les opinions, selon qu'elles sont vraies ou fausses.

DIALOGUE.

Girardot. Je vous avais bien dit que le ton passionné et les sarcasmes de votre Examen vous feraient plus de tort que vos innombrables erreurs. Avez-vous lu la neuvième lettre de la défense des médecins français?

Broussais. Je l'ai lue; et ne vois là, rien à quoi je ne dusse m'attendre, à quoi je ne m'attendisse. Il faut du courage et souvent même de la témérité dans la carrière des lettres, comme dans celle des combats : et, dans l'une comme dans l'autre, *à vaincre sans péril, on triomphe sans gloire!*

Girardot. Quelle ame stoïque? Quoi! vous n'êtes pas ému, fâché, indigné, contre l'auteur de cette lettre?

Broussais. Je suis tout cela si tu veux. Je te dirai même que je ne m'attendais pas à être si vertement tancé. Néanmoins, si j'étais à recommencer la première édition de l'Examen, je la ferais encore comme je l'ai faite, et j'y dirais tout ce que j'ai dit.

Girardot. Sans raison plausible, sans doute, et par la seule impulsion de votre tempérament irritable, de votre fougueux caractère.

Broussais. Par la seule impulsion de mon tempérament irritable, et de mon fougueux caractère? Tu ne me connais donc pas encore, mon cher Girardot! Sache que je ne marche jamais *par sauts et par bonds*, comme les autres médecins (*Exam.* 1er *éd.*, p. 380); tout est réfléchi et calculé chez moi, jusqu'à mes passions! Ces passions, si impérieuses chez le vulgaire, sont toujours soumises à ma raison; et c'est la raison qui leur a commandé dans cette circonstance. Voilà la pierre de touche des grands hommes, des hommes supérieurs. Ici, comme dans tout, je me suis élevé au-dessus de la sphère de mes semblables; et j'ai été, par mon énergie, mes travaux, mes talens et mon adresse, le seul artisan de ma fortune : *faber quisque fortunæ suæ*; je m'explique.... J'étais dévoré de l'amour de la gloire ou de la célébrité, et pressé d'en jouir. Je savais, qu'en suivant la route battue, je n'y parviendrais jamais, ou que j'y parviendrais tard. J'ai donc pris une voie extraordinaire : je me suis fait chef de secte; j'ai crié, j'ai tonné dans mes écrits, et plus encore dans mes cours; j'ai attaqué toutes les écoles, tous les auteurs, toutes les réputations médicales; j'ai monté la tête à une jeunesse ardente; j'ai pris des journalistes à mes ordres; en un mot, j'ai fait beaucoup de bruit à temps et à contre-temps (*opportuné, importuné*), et me voilà célèbre.... On parle de moi dans toute la France, dans tous les écrits; et ma doctrine, connue dans plusieurs parties de l'Europe, a déjà franchi les Alpes, les Pyrénées, le Rhin et la Manche. J'ai donc obtenu promptement et facilement ce qui coûte tant de temps et de peines aux autres; je suis parvenu à mon but; que veux-tu de plus? Cesse donc de craindre, mon cher ami, et réjouis-toi plutôt avec moi de mes succès, de ma célébrité, et de ma gloire.

Girardot. Vous auriez pu parvenir au même but, d'une manière si non plus prompte du moins plus sûre; en agissant plus doucement, plus raisonnablement, et sans faire un si étrange fracas.

Broussais. Ce n'est pas bien certain. Quand on ne veut que faire du bruit, ce ne sont pas les hommes les plus raisonnables qui y sont les plus propres. Il faut outrer les caractères pour parvenir à la célébrité. C'est par cette voie qu'Alexandre et Phriné (*) se sont rendus célèbres; l'un en outrant le caractère de grand homme, et l'autre celui de jolie femme. Si Phriné, en usant sagement de sa beauté, n'eût eu que deux ou trois galanteries, elle ne serait pas sortie de la sphère ordinaire des personnes de son sexe : mais en avoir assez pour pouvoir rebâtir la ville de Thèbes, voilà ce qui fait la femme extraordinaire dont le nom ne périra jamais! De même, si Alexandre, usant sagement de sa valeur et de sa fortune, n'eût conquis que quelques provinces voisines de son petit état, pour l'aggrandir, son nom serait à peine parvenu jusqu'à nous : mais porter ses armes sur la plus grande partie du monde connu, passer comme un torrent et ravager tout depuis les colonnes d'Hercule jusqu'aux bords de l'Indus, c'est là ce qui fait le grand homme, ce qui conduit à l'immortalité!

(*) Célèbre courtisane, qui offrit de rebâtir à ses dépens les murailles de Thèbes, ruinées par Alexandre, pourvu que l'on mît cette inscription : *Alexandre le Grand avait abattu ces murailles, mais la courtisane Phriné les a relevées.*

Girardot. Mais, en prenant pour exemple la femme et l'homme célèbre dont vous parlez, n'auriez-vous pas pu vous créer votre réputation sans la fonder sur les débris de celle des autres, et imiter ainsi Phriné qui rebâtit Thèbes plutôt qu'Alexandre qui la détruisit? l'un me paraît aussi relevé et aussi noble par le bien qui devait en résulter, que l'autre me semble bas et avilissant par les maux qui en furent la suite.

Broussais. Tu me fais là un singulier sermon, en me proposant pour modèle la femme galante plutôt que le conquérant, et en rabaissant la gloire du plus fameux des guerriers au-dessous de celle de la plus célèbre des coquettes! Ignores-tu que dans la carrière d'Esculape comme dans celle de Bellone, il faut des chefs qui ne parviennent qu'aux dépends de leurs semblables? *serpens nisi serpentem comederit non fit draco*; en un mot, qu'il est nécessaire qu'il y ait des hommes comme moi et Alexandre?

Girardot. Nécessaire! cela me paraît un peu fort.

Broussais. Oui, nécessaire. La terre, dit Fontenelle, ressemble à de grandes tablettes où chacun veut écrire son nom. Quand ces tablettes sont pleines, il faut bien effacer les noms qui y sont déjà écrits, pour y en mettre de nouveaux. Que serait-ce si tous les monumens des anciens subsistaient? les modernes n'auraient pas où placer les leurs. Les passions font et défont tout sur la terre; et, si la raison y dominait, il ne s'y passerait rien. On dit que les pilotes craignent au dernier point ces mers pacifiques où l'on ne peut naviguer, et qu'ils veulent du vent au hasard d'avoir des tempêtes. Les passions sont chez les hommes des vents, nécessaires pour mettre tout en mouvement quoiqu'ils causent souvent des orages.

Girardot. Je ne vous croyais pas susceptible d'une si haute philosophie. Mais, en voulant détruire toutes les réputations médicales, ne craignez-vous pas de soulever tous les médecins contre vous, et de tomber ensuite, aussi promptement que vous vous êtes élevé, sous les coups d'un si grand nombre d'adversaires?

Broussais. Quand tu comptes le grand nombre de mes adversaires, tu ne comptes donc pas mes talens, ma force, mon adresse, mon courage, et surtout la bonté de ma cause? Ta pusillanimité dans cette circonstance, me fait pitié, et me rappelle le courage héroïque de César au milieu de la plus affreuse tempête...... Sache donc, mon cher Girardot, qu'il s'agit ici de Broussais, de sa gastro-entérite, et de leur mutuelle fortune!...... La chute que tu redoutes, n'est donc pas si facile que tu penses; d'ailleurs j'ai tout prévu pour l'empêcher. Mais si, par impossible, cette chute avait lieu malgré ma prudence et mes efforts, elle ne servirait qu'à m'élever davantage et à rendre mon nom encore plus célèbre! Car je m'ensevelirai sous les ruines de ma doctrine, plutôt que de céder un pouce de terrain; et *si fractus illabatur orbis, impavidum fœrient ruinæ!*

Nous avons l'honneur d'être etc.

DOUZIÈME LETTRE.

LE VIEILLARD PINEL REÇOIT, D'UN DE SES ENFANS, LE COUP DE PIED DE L'ANE; D'UN AUTRE, DES CONSOLATIONS.

Monsieur,

Hier, après avoir lu la seconde édition de votre *Examen* etc., j'eus un songe, si frappant de vérité, que je ne puis m'empêcher de vous le communiquer dans cette lettre.

SONGE.

Pendant mon sommeil, je voyais un adulte attaquant un vieillard qui ne tarda pas à être terrassé et à rouler dans la poussière. C'était, M. Broussais aux prises avec le vénérable Pinel; la force de l'âge, qui ne rougissait pas d'attaquer la caducité de la vieillesse.

CXIX.) Vieillard envieux, lui disait M. Broussais, tu vas enfin ressentir tous les effets de ma haine implacable! Toutes les amertumes dont je t'ai abreuvé depuis cinq années, n'étaient rien en comparaison de celles que je te réserve aujourd'hui; tu vas en épuiser la coupe! — Tu as osé dire que ma doctrine était fondée sur des hypothèses : pour me venger, j'ai assuré, quoique je fusse convaincu du contraire, qu'elle *était assise sur des bases immuables* (*Exam.*, pag. 161), *inébranlables* (*id.*, *préf.* xij); tandis que la tienne ne l'était que sur un sable mouvant, *sur des abstractions et des entités chimé-*

riques (*prop.*, 465; *Ex.*, 394, *etc.*) : le monde l'a cru. — Ma médecine physiologique repose sur quatre abstractions ou entités (*la puissance créatrice*, *prop.* 5 : *la chymie vivante*, *prop.* 6 : *la contractilité et la sensibilité*), et sa plus belle partie, l'*irritation morbide*, présente encore quatre autres abstractions qui en sont les formes (*l'inflammation*, *l'hémorrhagie*, *la sub-inflammation et la névrose*); je suis donc un véritable ontologiste : malgré cela, j'ai soutenu que je ne l'étais pas, parce que j'ai défini la maladie *la souffrance d'un organe*; et supposé que tu l'étais, parce que tu as *créé des entités factices* (394) : tout le monde m'a cru. — Je suis brownien dans toute la force du terme; puisque la plus belle découverte de Brown, *les stimulans entretiennent la vie*, est devenue l'ame de mon système médical, et que, comme lui, j'ai réduit la pathologie à deux classes de maladies (*par excès et par défaut de vitalité*), la matière médicale à deux genres de médicamens (*les toniques et les atoniques*), et la thérapeutique générale à deux indications curatives (*affaiblir et fortifier*). Cependant, afin d'en imposer à mes contemporains, j'ai osé attaquer la doctrine du novateur écossais, me déclarer son antagoniste, et soutenir que tu étais *le chef de tous les browniens de France* parce que, comme Brown, vous faites dominer les toniques dans le traitement des maladies; et le monde m'a cru. — Tes travaux et les lumières du siècle t'avaient conduit à la localisation de la plupart des fièvres essentielles : en profitant de tes découvertes, et en observant ces maladies du point élevé où tu étais parvenu, j'ai découvert facilement moi-même leur complète localisation à laquelle tu avais tant de part : néanmoins il a suffi que je disse que tu avais toujours généralisé cette classe, qu'à moi seul était due la connaissance de sa nature phlegmasique; et tous les médecins l'ont cru. — Ton génie, après avoir saisi l'analogie des divers tissus du corps humain, rapporta la classification des divers ordres des phlegmasies aux différens systèmes de ces tissus : cette belle et sublime découverte, de laquelle ont nécessairement résulté l'anatomie générale de Bichat, la découverte de ma gastro-entérite et d'un grand nombre de sympathies, était faite pour transmettre ton nom à la postérité la plus reculée, et pour illustrer la France si peu reconnaissante à mon égard : mais, pour vous dépouiller, *toi et mon ingrate patrie*, de ce beau titre de gloire, je n'ai eu qu'à annoncer que cette découverte appartenait *à l'Angleterre et non à la France, à Hunter et non à toi* (*Examen*, pag. 298, 299, 300, 472); et l'univers m'a cru. -- Afin de saper ta division des hémorrhagies et le traitement que tu avais basé sur elle, j'ai prouvé par des sophismes qu'il n'en existait point de *passives*, que toutes étaient *actives*; et aussitôt tous les médecins se sont empressés de rayer de ta classe des effusions sanguines la moitié des entités que tu y avais si péniblement coordonnées. -- Pour renverser ta classe des névroses, dans laquelle je savais que les nerfs et leurs dépendances étaient souvent affectés *nerveusement* (*Ex.*, pag. 535), il m'a suffi de dire que *tes nervosités* (*Ex.*, pag. 239) étaient toujours des irritations; et soudain cette classification s'est écroulée, et toutes les névroses que tu y avais entassées les unes sur les autres se sont évanouies. -- J'ai annoncé, que les lésions organiques étaient primitivement *le produit de l'irritation*; que toutes celles de ta cinquième classe *offraient un chef-d'œuvre de contradiction, d'inconséquence et d'irréflexion* (*Exam., prem. édit.*, pag. 274); *que tu n'avais jamais rien compris aux phlegmasies chroniques* (*Exam.*, p. 617): et incontinent tout le monde a été convaincu de ton incapacité et de la vérité de mes assertions. -- Enfin, tels sont ma supériorité sur toi et l'ascendant que j'exerce sur les hommes de l'art de ma nation, sur ces médecins faibles et superficiels *qui ne prennent tant de soin de se ménager réciproquement que parce que chacun d'eux sent le peu d'avantage qu'il a sur ses confrères* (*Ex.*, *préf.*, pag. xi); tels sont, dis-je, ma supériorité et l'ascendant que j'exerce en France sur tous mes semblables, que je n'ai eu qu'à toucher à ta Nosographie pour qu'elle ne présentât que des ruines, qu'à parler pour faire évanouir en un clin-d'œil tous tes titres de gloire. -- Tremble donc! chef, *des médecins français encore esclaves d'un brownisme dégénéré* (*Ex.*, pag. 178); *de la médecine française moitié humorale*, *moitié brownienne* (*id.*, *préf.*, pag. 1) : chef *de l'école ontologique et fataliste, qui n'accorde une dénomination aux maladies que lorsqu'elles sont arrivées à leur terminaison* (*Ex.*, pag. 765). Tremble! coryphée, *de l'école de Paris*; de cette école *philosophico-brownienne* (*Exam.*, pag. 502), *divisée en deux sectes, celle des analystes, et celle des fatalistes* (*Ex.*, pag. 566). Tremble! *prophète* (*Ex.*, *prem. édit.*, p. 73) *inspiré* (*id.*, p. 23, 75, 296) *de tous les browniens de France si pleins de ton enthousiasme prophétique* (*id.*, p. 75); *auteur à adynamies et à passivités* (*Ex.*, p. 525), *dont les mots philosophie, exactitude, sévérité, discussion, raisonnement, goût épuré, sage réserve*, etc., *remplissent toutes les pages* de ton plus bel ouvrage (*Ex.*, pag. 635) *sans que ces belles et bonnes choses y soient jamais mises en pratique* (*Ex.*, p. 636). Tremble! philosophe *pur, à langage précieux et transcendant* (*id.*, *prem. édit.*, pag. 72), *qui es loin d'avoir fait faire quelques progrès à la Nosologie* (*id.*, p. 481), *qui n'as jamais discuté ni prouvé quelque chose* (*Ex.*, *p.* 635). Tremble! *fauteur de la pernicieuse* (p. 256), *de la pitoyable ontologie* (*) (*Ex.*, p. 511), *dont la découverte est ma propriété, qui n'est qu'un roman* (*Ex.*, p. 219), *qui s'opposait depuis le commencement des siècles à ce que la médecine figurât au rang des sciences* (*Ex.*, *préf.*, p. VII), *et qui a fait que celle-ci est restée dans le vague et dans l'incertitude jusqu'à nos jours* (*Ex.*, p. 468) : *fauteur, des ontologistes ennuyeux et dégoûtans de toutes les époques de ce que l'on appelle l'art de guérir* (*Ex.*, pag. 510), *qui agissent à la manière de ce charlatan que la critique nous représente les yeux bandés et muni d'un bâton dont il frappe au-hasard ou le malade ou la maladie* (*Ex.*, p. 287); *de ces ontologistes dont ni les succès ni les revers ne peuvent servir ni à les rendre bons praticiens, ni à leur donner les moyens d'en former d'autres* (*Ex.*, *prop.* 477); *de ces on-*

(*) M. Broussais appelle ontologistes, non seulement tous les médecins qui l'ont précédé, mais encore tous ses contemporains qui n'admettent pas sa doctrine. Ce qu'il dit ici de l'ontologie et des ontologistes, s'adresse donc à tous les médecins français qui ne sont pas broussaisistes.

tologistes, en un mot, dont j'ai dit avec tant de raison et de vérité, *qu'il est impossible qu'ils écrivent sans incohérences et sans contradiction* (*Ex.*, pag. 172). *Je t'ai démasqué, dans mon Examen, en faisant connaître ta tactique* (*Ex.*, p. 635); et je viens de me démasquer moi-même à tes yeux pour te donner la mortification de connaître une tactique bien supérieure à la tienne, que j'ai mise en usage, avec tant de succès, pour ruiner ta doctrine et ta réputation littéraire. Mais cela ne suffit pas pour te faire expier tous tes torts envers moi et ma gloire : il faut que tu sentes, dans cet instant, plus vivement que jamais, ma force et ta faiblesse; mon triomphe et ta défaite; mon élévation et ton abaissement; la vie physique et morale qui m'anime, et ton néant absolu. -- Quoi, mon fils! s'écria M. Pinel, les yeux baignés de larmes, est-ce là ce que je devais attendre des bienfaits dont je t'ai comblé! Qu'ai-je pu faire pour toi que je n'aye pas fait? En quoi t'ai-je contristé? Réponds à ton bon maître, à ton vieux père? Ne m'as-tu donc fait tant de mal que parce que je t'ai fait tant de bien! Parce que je t'ai introduit dans les voies d'Hippocrate, tu as détruit le monument que j'avais élevé à la gloire de sa médecine. Parce que j'ai voulu te retirer du bourbier des systèmes et des hypothèses où tu t'engageais, tu me couvres d'injures et d'invectives. Parce que je t'ai aimé et protégé comme mon enfant le plus cher, tu paies ma tendresse sur les bords de ma tombe par la haine la plus profonde et la plus obstinée. Enfin, parce que j'ai pris plaisir à te former et à te soigner comme ma vigne la plus belle, *plantavi te vineam meam speciosissimam*, loin de me produire quelques douceurs dans ma vieillesse chancelante, tu m'abreuves de mille amertumes : *et tu facta es mihi nimis amara.* -- Comme il disait ces mots, pour toute réponse, le vigoureux athlète fond de nouveau sur le débile vieillard.... Il va le saisir par ses cheveux blancs.... Mais je m'élance pour le secourir; et M. Broussais prend honteusement la fuite (*).......... -- Quel spectacle s'offrit alors à mon ame

(*) Autant M. Broussais paraît fort et hardi dans l'attaque, autant il est faible et lâche dans la défense. Il ne répond à personne : il n'a point répondu à la 1re livraison de notre Défense; et il ne répondra probablement

attendrie! Je trouvai mon ancien, mon auguste maître, renversé par terre, couvert de poussière, meurtri, tremblant et abattu........ Ce n'était plus ce Pinel vigoureux (au physique et au moral) dont la France médicale s'énorgueillissait jadis, et qu'elle comparaît à un jeune arbre plein de force et de sève dont on pouvait dire :

« En son âge encor tendre,
» Dans les champs paternels il aimait à s'étendre;
» Chaque jour plus robuste et plus audacieux,
» Il plongeait dans la terre, il s'élançait aux cieux....... »

C'était, *un chêne antique dont le tronc, courbé de vétusté, avait peine à soutenir ses rameaux encore puissans*; ou plutôt, c'était;

» Milon devenu vieux, pleurant de voir ses bras,
» D'os, de muscles tendus, vigoureux assemblage,
» Tomber, languir sans force, appesantis par l'âge. »

.... Je le relevai, le cœur déchiré de le voir dans cet état humiliant; et, après l'avoir embrassé avec les sentimens de la plus vive, de la plus profonde et de la plus affectueuse émotion, je lui adressai ce discours :

CXX) Quoi! Pinel, tu trembles! quoi! l'Hippocrate français perdrait son courage aux yeux et à la honte de tous les partisans de la médecine hippocratique dont il est le restaurateur! Ton ame paraît avoir perdu son ressort sous l'enveloppe usée par les années qui la couvre! Reprends ton ancienne énergie, enfant gâté de la Fortune et de la Renommée. Si ta gloire est un peu obscurcie dans ta vieillesse, ton nom a été assez illustré pendant plus de vingt années : il a volé de bouche en bouche, et ta doctrine s'est répandue dans les deux mondes? Ton mérite et ta vertu avaient toujours brillé du même éclat : mais il leur manquait encore quelque chose; ils devaient être éprouvés par l'adversité. Le mérite et la vertu sont, comme l'or, qui ne brille jamais d'un si grand éclat que quand il a été épuré par le feu; comme les par-

---

pas à la seconde. On devine facilement pourquoi : il vaut mieux se taire que de parler, quand on n'a rien de bon à dire. Nous pouvons *donc supposer sans présomption que M. Broussais prend la fuite, lorsque nous nous présentons pour défendre M. Pinel.*

fums, qui ne répandent jamais une odeur plus suave que quand ils sont agités, broyés. Celui qui ne sait pas supporter la peine avec la même égalité d'ame que les plaisirs est indigne de la gloire. Mais ne crains pas de voir cette gloire éclipsée par le moment de faiblesse que tu viens d'éprouver : tu n'en seras que plus grand, si tu le rachètes par ton courage; car « la vraie grandeur est d'avoir en même temps la » faiblesse de l'homme et la force de Dieu (Sénèque). »..... Croyais-tu donc échapper à la dent empoisonnée de ce serpent réchauffé dans ton sein, nourri de ta substance, qui n'a pas craint de verser son venin odieux, sur tout ce que la médecine a de plus respectable et de plus sacré?....... *sur l'immortel Hippocrate!* en annonçant que si ce père de la médecine vivait encore, il viendrait s'asseoir sur les bancs poudreux et vermoulus de l'école broussaisienne (*Exam.*, *pag.* 32)?...... *sur le célèbre Hippocrate anglais!* en l'appelant avec ironie *grand épidémiste*, *fameux descripteur de constitutions* (*Ex.*, p. 177), et en disant *que ce n'est pas relever Baillou que de le comparer à Sydenham* (*Ex.*, pag. 332)?....... *sur*........, *etc.* (*voy. une lettre des livraisons suivantes*)........ Espérais-tu donc, être seul affranchi de la loi commune, qui veut que tout bonheur ici bas soit expié par des revers? être père sans éprouver les tourmens de la paternité? posséder un si grand nombre d'enfans soumis, sans avoir donné le jour à un ingrat?

« Pensais-tu donc que le génie
» Qui te place au trône des arts,
» Long-temps d'une gloire impunie
» Blesserait de jaloux regards?
» Non, non tu dois payer ta gloire;
» Tu dois expier ta mémoire
» Par les orages de tes jours;
» Mais ce torrent qui dans ton onde
» Vomit sa fange vagabonde (CXIX.),
» N'en saurait altérer le cours (*). »

Nous avons l'honneur d'être, etc.

(*) On pourrait me reprocher ici d'avoir défendu M. Pinel plutôt que sa Nosographie. Mais la défense de cette dernière est aujourd'hui impossible,

TREIZIÈME LETTRE.

RENCONTRE DE CORVISART ET DE CHAUMETON AUX ENFERS.

Monsieur,

CXXI) Vous avez été sans doute très scandalisé de la comparaison ignoble insérée dans ma Xe lettre. J'ai fait, là dessus, mes observations à mon vieil ami : je lui ai dit, que cette comparaison manquait de noblesse et même d'exactitude ; que nos lecteurs français, extrêmement délicats sur ce point, ne lui pardonneraient pas un tel parallèle. Il m'a répondu, qu'il persistait dans ses dires ; qu'il prouverait dans son temps, aux littérateurs les plus difficiles, l'à-propos de sa comparaison ; mais qu'il voulait auparavant démontrer que votre seconde édition, quoique de beaucoup supérieure à la première, est encore un des plus mauvais ouvrages qui aient paru en médecine. C'est dans cette dernière intention qu'il a fait le dia-

---

sans cependant que cette impossibilité puisse nuire à la gloire du nosographe. Je regarde, me disait un jour ce grand homme, je regarde ma Nosographie comme un échaffaudage qui va servir à élever le plus beau monument médical qu'ait jamais eu la médecine. Dès que ce monument sera assez avancé, on détruira mon échaffaudage; et il ne me restera peut être de mes travaux et de ma gloire, que le souvenir d'avoir fait le plus grand bien possible. Cette idée du néant de ma grandeur actuelle, m'attriste; mais ce souvenir consolant qui lui survivra doit suffire à un cœur médical comme le mien : si je meurs tout entier ici bas, j'aurai toujours, dans un autre monde, avec ce précieux souvenir, l'immortalité destinée aux bienfaiteurs de l'humanité souffrante. — O mon cher maître ! qu'il serait ingrat, le monde médical, s'il venait jamais à oublier que vous avez été le restaurateur de la médecine hippocratique en France !....... Qu'il serait surtout ingrat, celui qui oublierait des épanchemens si beaux ! Que j'efface de ma mémoire ce que j'ai de plus cher au monde, plutôt que d'oublier vos bienfaits! *Oblivioni detur dextera mea, si non meminero tui!...* Ah! si votre ouvrage, si ce beau colosse qui nous a été si utile, mais qu'on attaque et qui s'écroule aujourd'hui de toutes parts, eût pu être défendu par quelqu'un de vos enfans, il l'eût été par le courage et le faible bras de celui que votre cœur avait choisi au période de votre gloire, parmi tant d'autres plus dignes de cette faveur !

. . . . Si pergama dextrâ
Defendi possent, etiam hâc defensa fuissent !

logue que vous allez lire, et qu'il se propose d'en composer d'autres qui vous seront communiqués plus tard.

Je vous prie, de me regarder comme neutre dans la petite guerre qu'il va vous faire; et d'être persuadé qu'autant j'aurai de peine à vous voir déshonorer la médecine militaire française en refusant selon votre coutume le combat, autant j'aurai de plaisir à vous la voir honorer en l'acceptant, et surtout en parant de bonne grâce les terribles bottes que va vous porter un si vieux mais si redoutable adversaire.

DIALOGUE.

Chaumeton. Ah! ah! Corvisart aux enfers? Le médecin du grand empereur n'a donc pu s'empêcher de suivre son malade dans le séjour de l'égalité. Ils étaient tous les deux si fiers dans l'autre monde? Le pauvre Chaumeton n'eût osé les aborder.

Corvisart. Que veux-tu, pauvre Chaumeton, la cour, les richesses, les honneurs, la gloire, nous avaient tourné la tête. Nous pensions que notre bonheur durerait toujours; nous avons été cruellement déçus, et nous voilà ainsi que toi nuds comme des vers : nous avons fait un beau rêve, joué un beau rôle sous des lambris dorés; tandis que tu en faisais, que tu en jouais un assez mauvais dans ton galetas : le drame est fini, nous voilà réveillés, il faut prendre son parti : touche-moi la main, point de rancune; que fais-tu dans ce taudis?

Chaumeton. Je tue le temps qui m'a tué, et m'amuse à interroger tous ceux qui viennent de l'autre monde. L'envie de savoir est innée en moi! Quelles nouvelles portez-vous de là haut?....... Quoi! un ouvrage, un livre en ces lieux?

Corvisart. Ma foi, au lieu de me mettre entre les dents une pièce de monnaie pour payer ma dette à Caron, on m'a mis entre les mains ce gros livre, qui doit être bien mauvais; car Caron, toujours empressé à dévaliser ses passagers, à peine l'a-t-il eu ouvert, qu'il me l'a jeté au nez, a sauté sur le rivage, et m'a laissé seul dans sa barque, qui, je ne sais comment, m'a transporté sur ces bords. Ce livre est un vrai épouvantail, une véritable tête de Méduse, que je n'ai qu'à montrer pour mettre tout en fuite autour de moi...... Tiens, vois, ouvre, et lis si tu oses ?

Chaumeton (*en prenant et ouvrant le livre*). Si j'ose? L'intrépide bibliographe Chaumeton ne recula jamais devant un livre, quelque mauvais qu'il fût; et votre empereur, ou même sa garde, eût plutôt reculé devant une batterie de canons (*Il feuillette le livre*)........ Oh! oh! c'est un ouvrage polémique contre tous les médecins de tous les temps et de tous les lieux? Les diatribes, les sarcasmes ne me font pas peur! Je lirai, je disséquerai, je dévorerai cet ouvrage........ Formons-nous-en d'abord une idée superficielle, mais juste.

Commençons par *le titre*......... *Examen des doctrines médicales, etc.; seconde édition, etc.; par M. Broussais, etc.* Il paraît, par ce titre (*il feuillette le livre*), que l'auteur se propose de combattre et de détruire toutes les doctrines médicales, afin de faire triompher la sienne, qu'il appelait autrefois *nouvelle*, quoiqu'elle ne le fût pas (*); et qu'il appelle aujourd'hui *physiologique*, comme si toutes les autres ne l'étaient pas (**).

(*) Nous prouverons, dans une lettre des livraisons suivantes, qu'il n'y a rien de nouveau dans le système de M. Broussais.

(**) En médecine pratique, la physiologie et la nosographie sont les deux termes d'un même rapport, qui ne sauraient être connus l'un sans l'autre, d'après cet axiome : *corelata sunt simul naturâ et cognitione;* donc toutes les doctrines médicales sont essentiellement physiologiques. « Si Hippocrate, dit M. Miquel, attribuait la guérison des maladies *aux efforts* » *conservateurs de la nature*, c'est qu'il entendait par ce mot la force ré- » gulatrice qui préside également aux fonctions physiologiques et aux » désordres pathologiques. *Boerhaave* et tous les mécaniciens, occupés à » désobstruer des vaisseaux mécaniquement engorgés, n'étaient que de » mauvais physiologistes qui confondaient l'action *des forces vitales* avec » *l'action des forces physiques*. Stahl et Barthez, attribuant, l'un *à l'ame*, » l'autre à un *principe vital*, la marche et la direction des maladies, agis- » saient d'après leurs idées physiologiques, puisqu'ils donnaient à ces » mêmes causes la direction des fonctions vitales dans l'état de santé. N'est- » il pas naturel de conclure de là qu'Hippocrate et Stahl, Boerhaave et » Barthez, et mille autres, étaient médecins physiologistes dans toute la ri- » gueur de ce mot; puisque tous ont fondé leurs théories pathologiques sur » leurs théories physiologiques, et que leurs systèmes n'ont été plus ou » moins heureux que suivant que leur physiologie était plus ou moins » bonne? La prétention de M. Broussais, d'être seul médecin physiolo-

Passons maintenant *à l'analyse critique de l'ouvrage.* Il présente trois parties : *son commencement*, qui est *la préface; sa fin*, qui est *une prophétie;* et *son corps*, dans lequel on doit considérer *le fond et la forme.*

La préface offre elle-même trois objets principaux : *le but de l'auteur*, dont j'ai déjà parlé; *le plan de son ouvrage*, dont je parlerai plus bas; enfin *les raisons par lesquelles il croit excuser l'amertume et l'âpreté de ses critiques......* Ces raisons me paraissent fort singulières; je vais les examiner.... M. Broussais a senti combien il blessait, dans ses critiques, la politesse, les mœurs françaises; et les raisons qu'il met en avant pour se justifier, sont au moins aussi injurieuses pour les médecins vivans, que ses critiques peuvent l'être pour les auteurs auxquels elles s'adressent. Savez-vous, mon cher Corvisart, pourquoi les contemporains de M. Broussais se ménagent et observent entr'eux les égards et les convenances sociales, si nécessaires d'ailleurs à la dignité médicale? C'est qu'ils se craignent mutuellement, parce qu'ils ont tous peu d'instruction, de mérite et de vertu. Savez-vous au contraire pourquoi M. Broussais ne ménage aucun de ses confrères et brusque tous les égards et toutes les convenances? C'est qu'il ne redoute personne : ses connaissances, son mérite et sa vertu l'élèvent si haut au-dessus des autres médecins, qu'il n'a rien à craindre d'eux; c'est un géant environné d'une nuée de pygmées, qui tremblent devant lui et qu'il peut attaquer impunément, en vertu de la loi du plus fort, attendu qu'ils ne sauraient lui nuire. Mais écoutons cet homme extraordinaire, il prouvera mieux que nous ce qu'on vient d'avancer : « Si les médecins vivans, dit-il, ont pris jusqu'ici tant de » soin de se ménager réciproquement, c'est que chacun sen» tait le peu d'avantage qu'il avait sur ses confrères. Mais il » n'en est pas ainsi des médecins vraiment physiologistes; ils » n'ont rien à risquer en obéissant à l'impulsion de leur cons-

---

» giste, est donc ridicule, puisque, à moins d'être absolument empirique, » ce que M. Broussais a fort bien prouvé être impossible (prop. 460), on » ne peut pas être médecin sans être physiologiste (*Gazette de santé*, » 48ᵉ *année, nº* 23). »

» cience, c'est-à-dire en attaquant des erreurs et des préjugés » trop respectés par leurs contemporains (*Exam.*, *préf.*, » pag. xj). »

Ensuite l'auteur, afin de mieux faire sentir sa supériorité et celle de tous ses partisans, s'élève comme l'aigle, plane audacieusement sur l'horizon médical, et s'écrie : « Ma doc» trine repose sur des bases inébranlables (*id.*, p. xij), elle » doit nécessairement triompher par sa propre excellence » (*id.*, pag. viij), et avoir prochainement, sur la popu» lation, une influence plus marquée que la découverte de » la vaccine (*id.*, pag. xij)»........ Que dites-vous, mon cher Archiatre, des *raisons de notre auteur*, de *l'opinion qu'il a de ses contemporains*, et surtout *de sa modestie?*

Corvisart. J'ai cru entendre Tabarin sur ses traiteaux; et, par l'esprit et le style de la préface qui commence l'ouvrage, je n'ai pas beaucoup de peine à juger d'avance de la prophétie qui le termine.

Chaumeton. Cette prophétie est de Cabanis, qui ne croyait pas aux prophètes. Ce médecin, un peu trop philosophe, charmé de voir la philosophie et l'éclectisme s'introduire dans l'école de Paris, déjà resplendissante des lumières que lui fournissaient les sciences accessoires devenues désormais ses compagnes inséparables, jugea, par les grands progrès qu'y faisait la médecine, de ceux encore plus grands qu'elle ferait par la suite; et, dans un moment d'enthousiasme oratoire, annonça en quelque sorte, quoique d'une manière un peu exagérée, la révolution médicale qui va s'opérer de nos jours. Voici les principaux traits de sa prédiction :

« La science médicale va prendre une face nouvelle. On » réunira ses fragmens épars pour en former un système » simple et fécond comme les lois de la nature........ Après » avoir revu, vérifié, et comparé tous les faits, on les en» chaînera, on les réunira tous à un petit nombre de points » fixes ou peu variables ; on perfectionnera l'art de les étu» dier, de les lier entr'eux par leurs analogies ou par leurs » différences, d'en tirer des règles générales qui ne seront » que leur énoncé même mais plus précis. On simplifiera

» surtout l'art plus important et plus difficile de faire l'appli-
» cation de ces règles à la pratique........ Alors il ne sera
» plus nécessaire que le *talent* se mette à la *place* de l'art :
» l'*art* au contraire *dirigera* toujours le talent, le fera *naître*
» quelquefois, semblera même en tenir lieu........ Alors des
» esprits médiocres feront peut-être *avec facilité* ce que
» des esprits éminens ne font aujourd'hui *qu'avec peine*
» (*Ex.*, pag. 840)».... Vous devinez sans doute d'avance, mon cher Corvisart, la raison qui a porté M. Broussais à mettre cette prophétie à la fin de son ouvrage? C'est qu'il voulait modestement s'en faire l'application, en attribuant à sa nouvelle doctrine, qui n'existe que par les progrès des lumières du siècle, toutes les découvertes médicales qui sont le produit de ces lumières, et particulièrement de la philosophie et de l'éclectisme qui se sont introduits en médecine ainsi que dans toutes les autres sciences. C'est à moi, s'écrie-t-il, et non aux lumières du siècle, non à la philosophie et à l'éclectisme modernes, que sont dus toutes les découvertes et tous les changemens qui se sont opérés, s'opèrent et s'opèreront sous nos yeux! C'est à moi seul qu'il faut attribuer la révolution qui se fait dans toutes les idées médicales! C'est moi qui suis l'envoyé de la providence pour accomplir à la lettre la prédiction remarquable du prophète Cabanis! « En
» effet, *ma Doctrine physiologique*, cette science nouvelle,
» qui est le *nec plus ultrà* du perfectionnement de la raison
» humaine, *enseigne la médecine de manière à devenir à la*
» *portée de toutes les intelligences* (*Exam.*, pag. 838). »
Jusqu'à ce jour, l'art de guérir n'a marché qu'au milieu des ténèbres et de la confusion (*Ex.*, p. 16) : jusqu'à ce jour il avait toujours fallu 5 ou 6 années pour connaître imparfaitement les principes de la médecine, et un plus grand nombre encore pour apprendre ensuite à en faire l'application à la pratique : la vie de l'homme paraissait d'ailleurs trop courte pour former un médecin parfait ; de là l'axiome d'Hippocrate, aussi admiré que ridicule, *ars longa vita brevis*, fait pour décourager les amis les plus ardens, les cœurs les plus chauds, pour l'humanité souffrante........ Mais dorénavant, à l'aide de ma doctrine, *qui n'a rien d'exclusif*

que sa dépendance de l'observation rigoureuse des faits (*Ex.*, p. 665), il ne sera plus nécessaire que le talent se mette à la place de l'art. Au contraire, l'art, par le secours de *cette doctrine admirable* (*Ex.*, p. 332), *dirigera le talent, le fera naître, et même en tiendra lieu.* Avec elle, *des esprits médiocres* vont *faire avec facilité ce que des esprits éminens ne faisaient* jusqu'ici *qu'avec peine.* Avec elle, en un mot, on va former de bons médecins en 5 ou 6 semaines, et des médecins consommés en une ou deux années, malgré le proverbe bannal qui dit : *jeune chirurgien, vieux médecin....* Enfin toutes les doctrines médicales qui ont paru avant moi, semblables aux météores, n'ont fait que paraître, disparaître et se remplacer mutuellement ; parce qu'elles n'étaient fondées que sur des hypothèses ou des observations mal faites. Mais ma Doctrine physiologique, *aussi simple et aussi féconde que les lois de la nature*, sera permanente et impérissable comme cette dernière; « parce qu'elle est tellement fondée sur la véritable nature des faits, qu'il sera à jamais impossible d'en ébranler les fondemens (*Ex.*, p. 339). »

Corvisart. Tu dieu ! quel aveuglement, quel orgueil, et quelles prétentions ! Les découvertes que nous avons faites, Pinel, moi, l'école, et nos élèves, ont imprimé à la médecine une marche tellement philosophique, qu'il n'est pas surprenant que Cabanis ait pu prévoir la révolution médicale qui devait en être la suite. Mais ce qu'il y a de surprenant, c'est de voir M. Broussais s'attribuer effrontément toutes ces découvertes. On a vu ce chef de secte, à son retour de l'armée, s'établir dans la capitale, suivre humblement les cours de tous les médecins en renom, rassembler toutes les découvertes édites ou non édites qui avaient été faites en son absence, les annoncer dans ses cours comme siennes, et enfin les présenter comme telles dans ses écrits. A l'aide de ce grand moyen, cet homme fougueux, monté sur nos épaules, a vu se dérouler devant lui un horizon médical si vaste et si beau, que la tête lui en a tourné. Alors, dans son délire, il s'est imaginé, que tout ce qu'il voyait était son ouvrage, le fruit de son génie ; que la médecine n'avait point été une véritable science avant lui (*préf.*, p. vij, *Exam.*, p. 510); et que désormais, telle qu'il la voyait, elle allait être aussi certaine que les mathématiques : c'est à n'en point douter ce qu'expriment les qualifications *inébranlable* (*préf.*, p. xij), *admirable* (*Exam.*, p. 332), *excellente* (*préf.*, p. viij), *à fondemens qu'il sera à jamais impossible d'ébranler* (*Exam.*, p. 339), qu'il donne à sa doctrine....... En vérité, si de telles choses s'étaient passées sous l'Empire, j'en eusse fait mettre l'auteur aux Petites-Maisons.... Mais, dépêche-toi, le temps me presse, j'ai encore tant d'amis à visiter, voyons le fond de cet inconcevable ouvrage.

Chaumeton. D'après ce que vous venez d'entendre et de dire, vous pensez que le fond de l'*Examen*, etc., de M. Broussais, composé des riches matériaux qu'il a eus à sa disposition, repose sur des bases, je ne dis pas comme lui *inébranlables*, mais au moins assez solides pour satisfaire un esprit guidé par la raison. Toutefois, rien n'est moins vrai que cela : car l'auteur a tellement amalgamé les belles découvertes de notre siècle avec les fantômes de son imagination fertile, qu'il n'est résulté de ses travaux qu'un mauvais ouvrage, qui, comme ceux de tous les systématiques d'autres fois, est bâti sur un monceau d'arène que le moindre souffle peut disperser au gré des vents. Je prouve ce que j'avance, pour ne pas imiter M. Broussais qui avance toujours sans prouver.

Dans les sciences d'observation, et la médecine en est une, les faits particuliers seuls font preuve. Ces sciences se composent élémentairement de *propositions générales* et *de faits particuliers : les propositions générales* ne peuvent rien prouver : donc *les faits seuls prouvent*.... Je dis que les propositions générales ne sauraient rien prouver : En effet, elles ne sont, dit Cabanis, que l'énoncé des faits mais plus précis, c'est-à-dire en quelque sorte, la somme d'un grand nombre de faits que l'on a réunis par une sorte d'addition. Or, il peut et il doit souvent y avoir erreur dans cette espèce d'addition que l'esprit opère : car, pour additionner un grand nombre de faits, et les réduire en propositions générales, il faut d'abord les bien voir, les revoir encore et les vérifier, puis les comparer, les enchaîner, les rapporter à un petit nombre de points fixes, et les lier ainsi entr'eux par leurs analogies et leurs différences. Or, dans toutes ces opérations de l'esprit formant des propositions générales, il peut et doit souvent se glisser des erreurs qui rendent ces propositions fausses. Donc il est évident que les propositions générales ne sauraient jamais former preuve dans les sciences d'observation; et il n'y a que les faits particuliers bien authentiques qui fournissent ces preuves........ Maintenant, si nous examinons l'ouvrage de M. Broussais, nous n'y trouvons pas un seul fait particulier (*) : ce ne sont partout que, *propositions générales* et *assertions* toujours sans preuves, souvent fausses ou gratuites; *raisonnemens, paralogismes* et *sophismes*, à perte de vue (**). Donc cet ouvrage n'a pas un fondement solide; ce que nous devions prouver. Mais cette conséquence mérite un plus grand développement.

L'Examen, etc. est divisé en deux parties : *la 1re* renferme *la Doctrine de l'auteur* exposée en 468 propositions générales ou aphorismes, *sans preuves; la 2me* se compose de *la critique des autres doctrines, également sans preuves.* Si l'on demande à M. Broussais : *où sont les preuves de ces aphorismes?* Il répond : *dans la partie critique.* Si on lui demande encore : *où sont les preuves de la partie critique?* Il répond : *dans les aphorismes.* Il tombe donc dans un cercle vicieux en prouvant la première partie de son examen par la seconde, et la seconde par la première. Mais laissons parler notre grand homme, devenu bien petit quand il s'agit des preuves de l'ouvrage sur lequel il a fondé sa réputation médicale : « J'ai, » dit-il, placé en tête de mon ouvrage, et en propositions, » les dogmes fondamentaux de la doctrine que je professe, » laquelle *m'a servi d'étalon pour apprécier celles de mes* » *prédécesseurs.* » Plus bas, il ajoute : « Mes lecteurs trou-

(*) A moins que M. Broussais ne veuille regarder comme fait un ridicule mémoire à consulter, sans nom (*Exam.*, p. 830), de six mortelles pages, qu'il a inséré, on ne sait trop pourquoi, dans un hors-d'œuvre d'environ 32 pages *sur la certitude de la médecine*, qu'on est étonné de trouver à la fin de l'ouvrage, sans aucun rapport à son plan.

(**) *Voyez* la 14e lettre.

» veront *les développemens et les preuves de ma doctrine* » *dans les discussions qui forment le corps de l'ouvrage* (*préf.*, p. ix), » c'est-à-dire dans la partie critique. On voit ici que l'auteur est très embarrassé pour indiquer les preuves de son Examen, qu'il a placées dans les rapports mutuels de ses deux parties (*les aphorismes et la critique*); et ce n'est pas sans raison. Car, comment la première partie peut-elle servir d'étalon à la seconde, si elle n'est appuyée et soutenue que par cette seconde? Et comment la seconde partie peut-elle servir de preuve à la première, si elle n'est appuyée et soutenue que par cette première? Voilà des objections d'autant plus fortes, qu'elles émanent de la nature même de l'ouvrage, et qu'elles sont sans réplique.

En définitive, il est incontestable : 1°, que M. Broussais, dans son Examen, etc., se sert de sa doctrine comme d'un étalon pour juger toutes les autres doctrines; 2°, qu'il rejette toutes les doctrines qui ne s'accordent point avec la sienne, et pour cette seule raison qu'elles ne s'y accordent pas; 3°, qu'il n'a donné aucune preuve de sa doctrine, dans la première partie de son ouvrage qui en contient l'exposé; 4°, qu'il a annoncé faussement que ces preuves se trouvaient dans la seconde partie, puisqu'on n'y trouve aucun fait et que les faits seuls prouvent dans les sciences d'observation. L'Examen de M. Broussais, cet ouvrage destiné à établir sa réputation médicale sur les ruines de toutes les autres réputations, est donc sans faits ou sans preuves. Il ne vaut donc rien, absolument rien, *quant au fond*. Donc j'ai démontré mathématiquement ce que j'avais d'abord annoncé; et l'on doit sentir plus que jamais le ridicule de la jactance de l'auteur, lorsqu'il a osé dire à tous les médecins français et à toute la France : « Ma doctrine repose sur des bases inébranlables » (*préf.*, p. xij), elle doit nécessairement triompher par » sa propre excellence (*id.*, p. viij), et elle est tellement » basée sur la véritable nature des faits, qu'il sera à jamais » impossible d'en ébranler les fondemens (*Ex.*, p. 339). »

Corvisart. Tu as mis là ton orgueilleux auteur dans une situation bien embarassante, mais le désir que tu m'as inspiré d'entendre la fin de ta critique, malgré les affaires qui me pressent, ne m'embarasse pas moins. Aussi, quelque plaisant pourrait-il dire *que si tu fais tenir le loup par les oreilles au pauvre Broussais, tu tiens le bec dans l'eau à l'impatient Corvisart.* Dépêche-toi donc, et finis ta critique en me parlant avec laconisme de la forme de ce livre.

Chaumeton. Quand le fond d'un ouvrage ne vaut rien, on peut se dispenser d'en examiner la forme. Malgré cela, et quoique le nouvel Examen ne mérite pas l'honneur d'une critique complète, je veux aller jusqu'au bout, et l'enterrer aux enfers avec tous les honneurs de la guerre. — *La forme* de cet ouvrage ne paraît pas meilleure que *le fond :* 1°, il n'y a ni ordre ni ensemble dans ses parties; 2°, il offre partout des principes éronnés, des assertions fausses ou trop générales, des conséquences mal déduites, des hypothèses fausses ou gratuites, des explications ridicules; 3°, on y trouve aussi des contradictions choquantes, des équivoques, des anachronismes, des néologismes, des mots mal adroitement répétés, des promesses illusoires, des termes hybrides, des incorrections grammaticales, des non sens, enfin des fautes d'ortographe et des injures grossières........ Voilà, mon cher Corvisart, des assertions bien nombreuses et bien graves; il serait mal-adroit de ma part de les présenter sans aucun appui; je vais donc en donner les preuves péremptoires.

Corvisart. Comme tu vas rondement, mon cher Chaumeton. Si je te laissais faire, tu me déroulerais, je crois, dans ce seul livre du docteur Broussais, toute la kyrielle des défauts qu'on aurait peine à trouver dans un millier de ces mauvais ouvrages morts-nés, qui ne sortent de chez l'auteur que pour aller chez l'épicier. Mais je ne suis point d'humeur à perdre mon temps à entendre de pareilles rapsodies. J'ajoute foi à tes assertions et te dispense des preuves, parce que je sais par expérience que tu prouves toujours ce que tu avances. Des objets plus importans doivent m'occuper en ce moment : *paulo majora canamus.* As-tu vu l'Empereur? Depuis qu'il a quitté son rocher, je brûle de lui parler; j'ai tant de choses à lui dire?

Chaumeton. Toujours courtisan, Corvisart, toujours courtisan jusqu'aux enfers ? J'ai vu votre auguste souverain; et vais vous dire où il est, si vous voulez me céder ce vilain ouvrage qui met tout en fuite autour du grand archiatre et l'empêchera de se réunir à ses meilleurs amis, et de converser avec eux.

Corvisart. Tu es fin, Chaumeton ! tu sais que j'aime la société, que j'ai surtout une grande envie de voir mon ancien maître; et tu veux me prendre par mon faible. Mais tu n'avais pas besoin d'un pareil moyen pour obtenir de moi un mauvais ouvrage. Corvisart a toujours eu une bibliothèque choisie, d'après cette maxime de Montaigne : *Ne vous enquerez pas du plus savant, mais du mieux savant.* Il déteste les mauvais livres, et te cède volontiers celui-ci, qui ne lui servirait à rien, mais qui pourra t'être utile parce que tu sais tirer parti de tout. Tiens, fais-en ce que tu voudras (*il lui donne le livre*), et satisfais ma vive impatience : où est l'Empereur ?

Chaumeton (*en prenant le livre, et d'un ton affectueux*). Mon cher maître, quand j'ai eu le bonheur de vous rencontrer, il venait de passer fièrement devant moi, donnant le bras à la reine d'Angleterre. Je crois, Pluton me le pardonne, qu'il a été lui conter fleurettes derrière ce petit bois. Du moins, ils avaient l'un et l'autre l'air si affairé et la figure si animée, que si l'amour n'était pas le sujet de l'entretien de ces deux grands personnages, c'était au moins la politique.

Corvisart. Adieu, mon enfant, je te quitte et cours les joindre (*il s'en va du côté du petit bois*). -- *La suite, à la quatorzième lettre.*

Nous avons l'honneur d'être, etc.

QUATORZIÈME LETTRE.

MONOLOGUE DE CHAUMETON, ET ARRIVÉE DE MAZET AUX ENFERS.

Monsieur,

CXXII) Le dialogue inséré dans ma treizième lettre a sans doute produit sur vous une impression profonde; je me hâte de vous en faire passer la suite. Si vous le lisez attentivement et sans prévention, vous y trouverez des vérités frappantes ; ces *vérités*, bien senties par *vous* et *vos partisans*, vous feront enfin, je l'espère, quitter les systèmes et les hypothèses, revenir à la médecine d'observation, et rentrer dans le giron de la bonne école que vous n'auriez jamais dû quitter.

SUITE DU DIALOGUE PRÉCÉDENT.

Chaumeton seul. Enfin, dans ce séjour des ombres, me voilà possesseur, d'un livre qui n'est pas une ombre; d'un livre en belle et bonne matière, imprimé sur papier vélin, et relié en superbe maroquin. Jusqu'ici, le pauvre Chaumeton, qui aime la solitude autant que les sciences et les nouveautés, était obligé, pour satisfaire ses goûts et sa curiosité, de voir et de consulter les allans et les venans, c'est-à-dire de vivre en société....... Enfin, il lui sera permis de s'isoler pour méditer tranquillement, un volume à la main; et il pourra dire, dans le calme de la retraite: *ecce elongavi fugiens et mansi in solitudine!*...... Allons donc vers ce lieu sauvage et solitaire où tout invite à l'étude et au recueillement (*il marche quelque temps, et puis s'assied sur un rocher*)..... Faisons maintenant connaître de plus en plus ce *Nouvel Examen* qui fait tant de bruit; et surtout fournissons les preuves de tout ce que nous aurons avancé.

Dans un ouvrage ordinaire, on examinerait: s'il y a de l'ordre et de l'ensemble dans les parties qui le constituent (*): si le style en est clair, correct et poli, c'est-

(*) Il ne faut qu'avoir des yeux pour juger qu'il n'y a ni ordre ni ensemble dans le nouvel Examen. — *Dans la 1re partie*, la plupart des aphorismes sont sans aucune espèce d'ordre ni de liaison. — *Dans la 2e*, même défaut aux divers chapitres qui traitent successivement, d'Hippocrate; de la médecine postérieure à ce grand homme jusqu'aux nosologistes; puis de Sauvages; puis de Brown, de la médecine italienne, allemande, anglaise, espagnole; et enfin, dans tout le second volume, de la médecine française. Plusieurs de ces chapitres sont tronqués, d'autres fort médiocres. Il en est de trop longs, de trop courts; il en manque quelques-uns. 92 Pages après le 3e chapitre relatif à la *Nosologie de Sauvages*, on trouve le chapitre 9 qui traite, on ne sait trop pourquoi, *de la médecine française en général.* Le 14e, sous le titre, *de quelques nouvelles doctrines*, disserte très longuement, en 48 pages, *de la doctrine de M. Pujol de Castres sur les inflammations chroniques*, qui ne peut être regardée comme nouvelle puisqu'il y a 40 ans que son ouvrage a été imprimé. Enfin le 15e et dernier chapitre *sur la certitude de la médecine*, offre un véritable hors-d'œuvre ainsi qu'il

à-dire s'il renferme *des équivoques* (*), *des non sens* (**), *des quiproquo* (***), qui le rendent obscur ; *des néologismes* (****), *des termes hybrides* (*****), *des mots*

---

a été dit page (151). Ajoutez à tout cela une prétendue table des matières de 40 pages; où les chapitres, rangés par ordre alphabétique, ne contiennent que la sèche répétition des additions marginales ou articles du livre ; et où l'on a une peine extrême à trouver ce que l'on cherche. Tel est l'ensemble de l'*Examen*, bien peu propre à donner une idée relevée soit de l'ordre et des rapports qui y règnent, soit de l'esprit méthodique de son auteur : à moins que celui-ci n'eût eu le dessein de ne montrer sa doctrine qu'à travers un nuage épais ; et alors il aurait complètement atteint son but, et l'on pourrait dire de lui ce que Boileau a dit de l'ode : *chez elle un beau désordre est un effet de l'art.* Ici seulement il faudrait retrancher l'adjectif *beau*, qui ne saurait convenir au désordre qui règne dans le nouvel *Examen*.

(*) On lit : — 1°, *Examen*, p. 65 : « Il y a plus, *celle* des organes » phlogosés, etc. » Le mot *celle* est équivoque. L'auteur veut le faire rapporter à *phlegmasie*, et il se rapporte plutôt *à excitabilité*.—2°, P. IX de la préface : « J'ai pris le parti de réduire *en propositions* les dogmes fondamen» taux de *la doctrine* que je professe, *et qui* m'a servi d'étalon pour appré» cier *celles* de mes prédécesseurs, *et* je *les* ai placées en tête de cet ou» vrage.... » Dans cette période, d'ailleurs si élégante et si nombreuse, les mots *celles* et *les*, se rapportent-ils à *doctrine* ou à *propositions ?* — 3°, Page 4, dernière ligne, le mot *aucune* peut se rapporter à *méthode* ou à *doctrines*.

(**) Dans cette phrase de la page 332 : « Ces auteurs n'ont aucune idée » de la physiologie, sans laquelle, *ainsi que Forestus*, il ne peut y avoir » de véritable médecine... » Les mots, *ainsi que Forestus*, forment un véritable non sens, qui ne signifie rien, qui ne se rapporte à rien.

(***) La proposition 85 comprend ce passage : « Les sympathies mor» bides s'opèrent de la même manière que les sympathies de l'état de santé ; » elles n'en diffèrent qu'en ce que *dans ce dernier cas*, les nerfs transmet» tent plus d'irritation, ou un mode d'excitation qui répugne aux lois vita» les.... » Les mots, *dans ce dernier cas*, constituent un véritable *quiproquo*, qui fait dire à l'auteur une chose fausse ; il faudrait dire : *dans le premier cas*.

(****) On trouve, page 180, *montpéliérisme ;* page 239, *nervosité ;* page 472, *tissus spasmodisés ;* page 535, *nerveusement ;* page 540, *barthéziquement ;* page 662, *desessentialisé.... Barthéziquement* me paraît surtout un adverbe heureux et propre à enrichir notre langue ?

(*****) En voici quelques-uns des plus élégans : page 271, *médico-tonico-évacuante et fondante ;* page 253, Doctrine *empirico-brownienne ;* page 177, Doctrine *autocratico-humoro-brownienne ;* page 37, théorie *mécanico-chimico-humorale ;* page 35, Théorie *mécanico-humorale ;* page 335, *la Mécanique humorale* de Boerhaave ; page *id.*, *omniscience ;* page 502, *l'École de Paris, philosophico-brownienne ;* page 511, Traité *humorico-ontologique*, de Barthèz ; page 585, École *cranioscopique ;* etc.

répétés (*), *des anachronismes* (**), *des fautes de grammaire* (***) ou *d'ortographe* (****), qui le rendent ridicule; enfin, *des injures grossières* (*****) qui le rendent odieux. Mais

(*) Page 672, on voit cette phrase : « Lorsque la création d'une » prétendue *science* appelée anatomie pathologique, vint imprimer à la » *science* une marche rétrograde ». — L'expression ridicule *jouer à quitte ou double*, se trouve moins souvent dans le nouvel Examen que dans l'ancien : néanmoins, nous la lisons deux fois dans une page de ce dernier : voyez pages cix et cx. — Les mots *ontologie* ou *ontologiste* sont répétés 122 fois, dans le cours de l'*Examen*.

(**) page 41, dernière ligne, M. Broussais dit de la doctrine de Sauvages : « *Voilà du Culléni*s*me.... du Brownisme, etc.....* » C'est, selon M. Gaultier de Claubry, bien manifestement accuser Sauvages d'avoir puisé sa doctrine dans les écrits des médecins anglais qui lui sont postérieurs; puisque la *Nosologie de Sauvages* a vu le jour en 1762, que Cullen n'a écrit qu'en 1783, et que Brown est aussi postérieur à Sauvages.

(***) On trouve : — 1°, Page 575 : *au deuxième période*, pour *à la deuxième période*. M. Broussais ignore, sans doute, que *le mot période* est *féminin* quand il désigne *un espace de temps fixe ;* tandis qu'il est *masculin*, quand on le prend pour signifier *le plus haut point où une chose puisse arriver*. — 2°, Page 180 : « Assertion digne du reste, et qui démontre toute » la pénurie des certitudes, soit physiques, soit morales, dont notre art gé- » mit encore en dépit de l'orgueil et du fracas de nos académies.... » Cette phrase n'est pas plus française qu'intelligible. — 3°, Page 673 : « *Après cette* » *division faite*, on convient, etc. ».... Cette locution n'est pas admise par l'idiotisme français. — 4°, Page 831 : « *Mon estomac s'enfla, jusqu'en l'abdomen.* » — *Id.*, P. 249 : « *Qui* ressemblent à l'explication que Molière nous *a donnée* des effets dormitifs de l'opium ».... Il faut écrire *donné* et non pas *donnée :* parce que ce mot est ici participe et non adjectif; et que *les participes*, dans le cas dont il s'agit, *sont toujours indéclinables*, excepté lorsqu'ils tiennent la place d'un adjectif nécessaire c'est-à-dire qui détermine l'état du sujet.... Du reste, M. Broussais pèche souvent contre les règles des participes : mais nous ne pouvons lui faire un crime d'ignorer ce qu'il y a de plus difficile dans notre langue. — 5°, Page 838 : « Or, tant que » la médecine ne pourra pas être enseignée *de manière à devenir à la portée* » de toutes les intelligences, etc. ».... On dit *de manière que*, et jamais on ne peut dire *de manière à, etc.*

(****) Page 57, on lit : *avait mit tout*, pour *avait mis tout*, etc. — Aux p. 5, 21, 149 et 526, on lit le mot *ecclectique* écrit, avec un *e* moyen et non avec un *e* fermé; et avec deux *c*, au lieu d'un. Il eût fallu écrire *éclectique*, et non *ecclectique :* — *Prop.* 415, on a imprimé *érithème* au lieu d'*érythème*.

(*****) Peu de livres renferment plus d'injures et même d'invectives que celui de M. Broussais. Bornons-nous à relever les deux plus saillantes. — 1°, Les mots *ontologie* et *ontologiste* se trouvent répétés 122 fois dans l'*Examen :* il y a donc 122 injures grossières dirigées contre tous les médecins qui ne pensent pas comme M. Broussais. — 2°, Le *mot charlatan* n'aurait jamais dû sortir de la bouche de M. Broussais, chacun en devine facilement la raison. Malgré cela, il appelle *charlatan*, page 636 de

dans celui-ci, qui est d'un intérêt majeur pour l'humanité souffrante, puisqu'il s'agit du bouleversement complet de toutes les idées médicales et du rejet de tous les autres ouvrages de médecine; mais, dans cet ouvrage extraordinaire, que l'auteur, par la plus inconcevable des présomptions, nous offre comme une chartre médicale destinée à proscrire et à remplacer tout ce qui a été observé et écrit jusqu'à ce jour, le critique Chaumeton doit s'écarter de la route battue, faire abstraction de la forme littéraire, et ne considérer que son but médical, c'est-à-dire ce qu'il y a de plus essentiel après le fond que nous venons d'examiner (voyez 13e *lettre*).

Il est sept qualités indispensables à tout chef de secte réformateur, sans lesquelles il ne saurait inspirer aucune confiance : il doit, *prouver ce qu'il avance; porter des jugemens justes; raisonner bien, et de bonne foi; éviter de se contredire et d'insister sur les causes premières et les hypothèses; ne pas faire des promesses illusoires; enfin, ne point tomber sans cesse dans les défauts qu'il reproche aux autres, et sur lesquels il a fondé le triomphe de sa doctrine.* Or, si l'on juge M. Broussais d'après son ouvrage, on trouve qu'il n'a aucune de ces qualités, qu'il en a au contraire d'opposées; car son *Examen*, que nous avons démontré (*lettre* 13e) avoir une base si peu solide, est rempli de *propositions* toujours *sans preuves* et souvent *fausses*, de *paralogismes*, de *sophismes*, de *contradictions*, d'*explications hypothétiques*, de *promesses illusoires*, et d'*ontologie*.

1°.

PROPOSITIONS SANS PREUVES.

CXXIII) D'après ce qui a été dit (13e *lettre*), toutes les propositions de l'*Examen* sont sans preuves; parce qu'on

---

l'*Examen*, M. Pinel et beaucoup d'autres médecins français. Il dit encore, page 163, que tous les médecins italiens vivans *font usage du charlatanisme le plus grossier.... O humanæ mentis cæcitas!...* M. Broussais ne mériterait-t-il pas qu'on lui dit ici : *Vides festucam in oculo fratris tui, trabem autem quæ in oculo tuo est, non consideras.* Mais, dit le moral, le naïf Lafontaine :

. . . . Pauvres gens que nous sommes,
Lynx envers nos pareils, et taupes envers nous,
Nous nous pardonnons tout, et rien aux autres hommes,
On se voit d'un autre œil qu'on ne voit son prochain.

n'y trouve aucun fait, et que les faits seuls prouvent dans les sciences d'observation.

On nous objectera peut-être que M. Broussais donne, dans sa *Clinique du Val-de-Grâce,* les preuves de toutes les propositions générales de son *Examen,* et que ces preuves équivalent aux faits les plus authentiques (*). Mais nous répondons.... (A). Que la plupart des faits observés dans la *Clinique* de M. Broussais, sont relatifs à la découverte de la *Gastro-entérite,* dont nous admettons les avantages mais sans les exagérer comme son auteur.... (B). Que les autres faits cliniques sont en trop petit nombre, trop récens, trop peu répétés, et présentés sous un trop mauvais jour au milieu de la sphère des prestiges de la *Gastro-entérite,* pour qu'ils puissent servir à faire rejeter l'ancienne doctrine, basée sur des faits nombreux, bien constatés, souvent répétés, et suffisamment observés par les meilleurs médecins de tous les temps et de tous les lieux.... (C). Enfin, qu'il est un moyen sûr de juger en masse la valeur des faits cliniques de M. Broussais; moyen qui, s'il vient à jeter du louche sur leur véracité, leur ôtera une grande partie de leur force probante. Ce moyen est de comparer entr'eux les tableaux nécrologiques des médecins de toutes les salles des hôpitaux de la capitale, pour en tirer les conséquences convenables. Or, quoique M. Broussais assure (page xij, *de la préface de son Examen*) *que déjà les tableaux de mortalité ont déposé en faveur de sa doctrine*; et qu'il dise ailleurs (*prospectus de ses Annales,* pag. 1re) : *La diminution de la mortalité dans ma salle de*

(*) Voyez avec quelle assurance s'exprime M. Broussais, page 633, de son *Examen* : « M. Pinel aura toujours mauvaise grâce, quand il voudra rire » des faits sur lesquels nous nous basons pour établir les axiomes de notre » doctrine, parce que ces faits sont tous bien observés; parce que leur au- » thenticité est constatée par une foule de témoins; parce qu'ils ont été » long-temps soumis à la discussion, avant que j'aie osé les offrir en public; » et qu'enfin, parmi ceux qui ont bien voulu prendre la peine d'en suivre » l'observation et la discussion, il ne s'est pas trouvé un seul esprit juste, » une seule tête bien organisée qui pense désormais à les révoquer en » doute. » — Dans ce passage, on ne trouve qu'un défaut qui règne dans toutes les pages de l'*Examen* : c'est toujours M. Broussais qui loue largement M. Broussais.

clinique est si considérable, qu'au lieu de perdre un malade sur cinq comme dans les autres hôpitaux, à peine a-t-on la douleur d'en regretter un sur trente; on peut lui répondre: « D'abord, que la mortalité d'un sur cinq est celle » des hôpitaux civils et non celle des hôpitaux militaires, ce » qui est très différent; en second lieu, des renseignemens » très positifs prouvent qu'au Val-de-Grâce, où l'on ne reçoit » guère que des hommes jeunes et vigoureux, les médecins » perdent en général un malade sur vingt, et que M. Broussais, particulièrement, a la douleur d'en regretter un sur » dix-neuf. Le chef de la *Nouvelle Doctrine* pourrait-il donc » être soupçonné d'enfler d'un tiers les résultats obtenus par » sa méthode thérapeutique (*Gazette de santé, 49e année,* » n° VIII), » au préjudice de ses confrères des autres hôpitaux de Paris, et surtout du Val-de-Grâce, qui auraient l'insigne modestie de ne pas réclamer contre une aussi bruyante, aussi hardie, et aussi fausse prétention à la supériorité?

2°.

FAUSSES PROPOSITIONS.

CXXIV) Rien n'est plus propre à donner une mauvaise idée d'un chef de secte que la fausseté des propositions et des assertions qu'il avance. Car, cette fausseté suppose en lui ou un faux jugement, ou de la mauvaise foi, deux qualités également répréhensibles dans un pareil personnage, qui crient si haut contre sa doctrine, et qui doivent lui ôter la confiance de ses sectaires. Si l'on jette un coup-d'œil scrutateur sur la production que nous analysons, il n'est pas difficile de se convaincre, 1°, que le plus grand nombre des propositions qu'elle renferme appartiennent à d'autres qu'à M. Broussais; 2°, que, parmi le petit nombre de celles qui sont sa propriété, la plupart sont fausses. Donnons quelques preuves de cette dernière assertion.

CXXV) *Première Proposition.* « Celui qui guérit une » maladie sans avoir apprécié avec justesse les modifications » physiologiques au moyen desquelles il a opéré cette cure, » n'a pas la certitude de connaître ni de guérir la même ma-

» ladie quand elle se présente de nouveau (*prop.* 467). » — On a bien raison de dire que la doctrine de M. Broussais bouleverse toutes les idées médicales ; nous avions cru jusqu'ici que plusieurs des maladies dont on connaissait le moins la nature, étaient les plus avancées sous le rapport du diagnostic et du traitement ; exemple, la siphylis, la fièvre pernicieuse, la colique de plomb, etc. Hé bien, le croiriez-vous ? Nous étions dans l'erreur ; car, d'après la *Nouvelle Doctrine*, on n'a la certitude de diagnostiquer et de guérir que les maladies dont on connaît la nature intime, c'est-à-dire *la modification physiologique au moyen de laquelle on opère leur curation.* Ainsi, quand il se présentera une syphilis, une fièvre pernicieuse, une colique de plomb, etc., le médecin physiologiste n'aura la certitude, ni de reconnaître ces trois maladies, ni de guérir la première par le mercure, la seconde par le quinquina, la troisième par le traitement de la charité, etc. Quelque ontologiste pourra dire aux médecins physiologistes, que, sur ce point au moins, ils font reculer la science.... C'est un bien petit inconvénient, répondront-ils : si nous reculons ici, ce n'est que pour mieux sauter ailleurs ; en voici un exemple.

CXXVI) *Seconde Proposition.* « Toutes les affections cé» rébrales, excepté l'asphyxie et la syncope, sont des nuan» ces diverses et des effets de l'irritation du même viscère, » le cerveau : telles sont les congestions sanguines, séreuses ; » l'arachnitis, les apoplexies nerveuses, sanguines ; le cancer » du cerveau ; les tumeurs fongueuses de la dure-mère ; les » acéphalocytes ou hydatides du cerveau ; les tubercules du » cerveau ; les tumeurs osseuses des parois internes du crâne ; » enfin toutes les affections admises comme nerveuses, l'hysté» rie, l'épilepsie, la catalepsie (*Ex.*, p. 770). » — Les médecins physiologistes ne mentaient donc pas en disant, que s'ils reculaient dans la proposition précédente (CXXV), ce n'était que pour mieux sauter dans celle-ci. En effet, quel terrible bond ! Dans une seule proposition, ils vous donnent un traité complet des maladies de l'encéphale. Toutes, excepté la syncope et l'asphyxie, sont des irritations ; et toutes, par conséquent, se guérissent par le traitement des phlegmasies... Que cette manière de considérer l'art de guérir est heureuse et facile? J'entends déjà les broussaisistes s'extasier en s'écriant : ô simplicité! ô fécondité de la médecine physiologique! Avec elle il ne faut plus, pour apprendre la médecine, aller pâlir au fond des bibliothèques, sur un tas de vieux bouquins. Les lois de la nature sont simples et fécondes comme la nature même : une ou deux de ces lois suffisent pour faire mouvoir tous les rouages si compliqués du corps humain ; et quand on connaît ces lois, on devine tout le reste : voilà le grand secret de la *Nouvelle Doctrine.* Le génie étonnant de M. Broussais a surpris la nature sur le fait, et lui a arraché son secret. Il a découvert ces lois si simples, si fécondes! et de là ce torrent de lumières qu'il verse sur tout ce qui l'environne, sur tous les partis, sur ses amis et sur ses ennemis. Oui, l'on peut comparer le chef de notre sublime doctrine, ce génie aussi riche que bienfaisant, à l'auteur de l'univers qui fait mouvoir l'astre qui nous éclaire, ou à cet astre lui-même! et dire de lui comme de l'un ou de l'autre :

Qui facit solem oriri super bonos et malos.

ou bien :

Le dieu, poursuivant sa carrière,
Verse des torrens de lumière,
Sur ses obscurs blasphémateurs.

Mais suivons M. Broussais dans le détail de ses nouvelles affections irritatives de l'encéphale.

CXXVII) *Troisième Proposition.* « Toutes les irritations » de l'encéphale qui se prolongent jusqu'à la mort, finissent » par l'inflammation ou l'hémorrhagie : telles sont l'épilepsie, » la catalepsie, etc. (*prop.* 122). » — On pourrait observer aux médecins physiologistes.... 1°, Que, dans les autopsies d'épilepsie qu'on fait à la Salpêtrière, etc., assez souvent on ne trouve, dans l'encéphale, aucune trace d'inflammation ou d'hémorrhagie.... 2°, Que la catalepsie est tellement rare, qu'il est probable que M. Broussais n'a jamais ouvert un cadavre de cataleptique : « ce qu'on peut donc faire de mieux, relative» ment aux désordres cadavériques dont elle est accompa» gnée, c'est d'attendre les faits avant d'en parler d'une

» manière aussi décisive (*Chomel*)...» Mais, ils vous répondraient que ni les ouvertures cadavériques des épileptiques, ni le manque de celles des cataleptiques, ne peuvent rien prouver contre eux : *dans le premier cas*, parce que les ouvertures sont mal faites à la Salpétrière et ailleurs, attendu qu'il n'y a que les physiologistes qui sachent les faire; *dans le deuxième cas*, parce que les physiologistes, en attendant les faits, savent y suppléer par l'analogie et le raisonnement.

CXXVIII) *Quatrième Proposition. -- L'arsénic introduit dans les voies digestives produit quelquefois des phénomènes analogues à ceux des prétendues fièvres putrides et des typhus* (*prop.* 248). -- Les ontologistes, contemporains de M. Broussais, s'en rapportent aux seuls faits pour la détermination de la nature des maladies, et de là les bornes de leurs connaissances, surtout de leur étiologie sur les fièvres de mauvais caractère. Mais il n'en est pas de même des médecins physiologistes : à l'aide de l'induction, ils font tous les jours de nouvelles découvertes; telle est celle de la production du typhus nosocomial, de la peste, et de la fièvre jaune, par l'arsénic. Rien de plus rationnel en effet: l'arsénic produit la gastro-entérite; ces trois typhus sont des gastro-entérites; donc l'arsénic produit ces trois typhus. La démonstration est complète; elle ne laisse à désirer qu'un peu de forme et des faits, pour rendre ce raisonnement conforme aux règles de l'art syllogistique, et pour légitimer une conséquence aussi favorable au broussaisisme. Mais, aux yeux des broussaisistes, les raisonnemens vrais ou faux (CXL, CXLV) suffisent quand les faits manquent : aussi ne doit-on pas être surpris de voir ces Messieurs marcher avec tant de rapidité dans la voie des découvertes médicales; tandis que les pauvres ontologistes, qui se traînent lentement sur les pas de l'observation, sont obligés d'attendre les faits pour avancer dans la même carrière : *sat bene si sat citò*, est la devise des premiers; *sat citò si sat bene*, est celle des seconds.

CXXIX) *Cinquième Proposition.* Chaque médicament a eu sa vogue : naguère c'étaient les cautères; et tout récemment les moxas que M. Loustenau portait par douzaines dans sa poche, et que M. Larrey appliquait par trentaines. Aujourd'hui ce sont les sangsues, auxquelles M. Broussais vient d'accorder un brevet d'immortalité; parce que ses moyens thérapeutiques doivent durer autant que sa *Doctrine*, et que *celle-ci est éternelle comme la vérité* (*Trait. de physiolog., appl. à la pathol.*). -- Quelque philosophe du siècle dira peut-être : Autant valait l'un, autant vaut l'autre; et les sangsues n'empêcheront pas plus la mort de frapper ses victimes que ne le faisaient les cautères et le moxa. Quel blasphème venez-vous de prononcer contre la *Nouvelle Doctrine*, s'écrieront les broussaisistes! Ignorez-vous que les sangsues sont aujourd'hui la source de la vie comme autrefois les cautères et le moxa l'étaient de la mort? Ignorez-vous qu'autant de fois que vous appliquez le cautère ou le moxa sur la peau, vous produisez, en vertu de nouvelles sympathies broussaisiennes, autant d'escarrhes dans la muqueuse digestive et le cerveau, etc., et que, par conséquent, autant de fois vous tuez votre malade? Cette vérité est consignée en caractères ineffaçables dans la 256e proposition du seul livre que les médecins doivent désormais avoir entre les mains; voici cette proposition : « Tous les poisons phlogosans et escarrotiques appliqués à » forte dose à la peau, développent dans la muqueuse diges- » tive, dans le cerveau, etc., *une inflammation analogue* » *à celle qu'ils ont excitée à l'extérieur.* »

CXXX) *Sixième Proposition.* Non-seulement M. Broussais a vu que les escarrotiques cutanés produisaient sympathiquement des désordres intérieurs, graves (CXXIX) : il a été plus loin encore; son œil perçant a découvert un autre important phénomène, qui, jusqu'à ce jour, avait échappé aux esprits les plus subtils. Savez-vous quel est ce phénomène? C'est que tous les exutoires permanens, cutanés ou sous-cutanés, dont on a fait jusqu'ici un usage si abusif, finissent par produire sur le point qu'ils occupent et qu'ils irritent continuellement, des lésions organiques, telles que cancers, tubercules, etc. *Toutes les dégénérescences*, dit-il, *sont l'effet d'un point d'irritation analogue à ceux qui peuvent faire naître à l'extérieur du corps le panaris, l'érysipèle, etc.* Ne nous dites pas que cette découverte précieuse, *qui est*, selon les propres expressions de M. Broussais, *le ré-*

sultat de l'étude intéressante et vraiment philosophique qu'il a faite des rapports des altérations des organes avec les phénomènes physiologico-pathologiques qui nous sont les plus familiers, que cette découverte, dis-je, est contraire aux faits et à l'expérience, qui ont démontré, depuis que l'on observe et que l'on traite des malades, qu'on portait, pendant toute la vie et jusqu'à une extrême vieillesse, des cautères, des vésicatoires, etc., sans qu'il s'y développât jamais des cancers, des tubercules, ou toute autre dégénérescence. De quel poids peuvent être les faits et l'expérience en comparaison de M. Broussais et de sa *Doctrine*. Les faits ont tort avec lui, et l'expérience n'est rien auprès des principes de sa *Charte médicale*, de ces principes sacrés, qui, comme le Droit romain, ne sont que la raison écrite, et doivent être généralement adoptés par toutes les nations civilisées?

CXXXI) *Septième Proposition.* — *Les morsures des animaux enragés déterminent toujours une gastro-entérite* (*pr.* 260). — Il est dommage, que le ton affirmatif de M. Broussais ne soit pas un argument sans réplique; et surtout que des faits authentiques, assez nombreux, déposent contre cette proposition annoncée avec tant d'assurance par un homme qui peut-être n'a pas ouvert quatre cadavres d'enragés.

CXXXII) *Huitième proposition.* — *Les symptômes d'embarras gastrique guérissent plus promptement et plus sûrement par les sangsues à l'épigastre, que par les émétiques* (*prop.* 278). — Partisans de la *Nouvelle Doctrine!* vous venez d'entendre l'oracle de votre maître. Quand vous aurez une épidémie *de fièvres bilieuses vraies*, que M. Broussais confond avec *les fièvres bilieuses fausses ou inflammatoires* (voyez *lettre* 6e) parce que cela convient à son système, il ne vous sera donc plus permis, au début, lors de l'existence des symptômes précurseurs, de faire avorter le mal par un vomitif, etc., sur des sujets à langue pâle, large et couverte de saburre, avec nausées et amertume de la bouche, etc. Que ferez-vous donc? vous répéterez hardiment l'application des sangsues, à l'épigastre, jusqu'à la terminaison de la maladie. S'il y a un amas considérable de bile dans l'estomac, le duodénum et les voies hépatiques, et que la nature ne se débarrasse pas elle-même de cette surcharge biliaire, cette terminaison pourra bien être une phlegmasie intestinale, une fièvre lente ou autre de mauvais caractère, ou même la mort; mais qu'importe? pourvu que le malade meure dans les formes de la *Nouvelle Doctrine? Expedit unum mori pro populo.* Les maux que vous ferez en immolant quelques victimes, seront assez compensés par le triomphe d'une doctrine *admirable*, dont *les résultats doivent être plus avantageux pour l'humanité que la découverte de la vaccine* (*préf.*, p. xij).

CXXXIII) *Neuvième Proposition. - Enlever les colites commençantes par des applications de sangsues à l'anus, c'est anéantir les épidémies de dysenteries* (*prop.* 276). — Toutes les fois donc qu'il existera en France quelque épidémie de dysenteries graves, quelle qu'en soit la cause, localités, rassemblement d'hommes, mauvais régime, découragement, exposition aux intempéries des saisons, il ne faudra plus remonter à cette cause pour faire cesser la maladie. Il suffira au gouvernement d'envoyer M. Broussais, qui, en arrivant sur les lieux, appliquera les sangsues à l'anus, et coupera court à l'épidémie. *O res mirabilis!* Faut-il s'étonner, d'après cela, que M. Broussais soit escorté d'un aussi grand nombre de partisans, et que sa *Doctrine* ait déjà franchi les Alpes, les Pyrénées, le Rhin et la Manche (voyez *lettre onzième*) (*).

(*) Il paraît que *si la* Nouvelle Doctrine *a franchi les Alpes et la Manche*, ce n'est pas tout-à-fait pour sa gloire. Le Sicilien M. Foderà, et l'Anglais M. Granville, ont osé lui disputer son plus beau titre, sa nouveauté : *nihil novum sub sole*, disent-ils.

Pour appliquer cet adage à la doctrine broussaisienne, le premier a fait son *Histoire de quelques doctrines médicales*, dont le but est de prouver que ce qu'on prône aujourd'hui comme des idées nouvelles avait déjà été présenté il y a plus d'un siècle. Mais M. Broussais *a protesté contre la décision* du médecin italien, *ne le croyant pas encore compétent pour remplir les fonctions de juge de la* Doctrine physiologique (*Journ. univ.*, 1821, déc., p. 317). Pourquoi le docteur M. Foderà, ne serait-il pas compétent pour juger une doctrine aussi nouvelle qu'insensée? Est-ce que M. Broussais prétendait choisir ses juges parmi les enthousiastes? ce serait trahir le secret de sa faiblesse. « Toutes les fois qu'on a pour soi l'observation et le bon sens,

CXXXIV) *Dixième Proposition.* « Les typhus sont des » gastro-entérites par empoisonnement. *Ils peuvent être ar-* » *rétés, dès le début, par le traitement des phlegmasies* » (*prop.* 317). » — Nous savons maintenant pourquoi la fièvre jaune a immolé tant d'Espagnols à Barcelonne; c'est qu'on ignorait *que le mal pût être arrêté, dès le début, par le traitement des phlegmasies.* Quel malheur! Si cette vérité fondamentale de la *Nouvelle Doctrine* eût été connue par les Espagnols, ou, du moins, par les commissaires français, on eût arrêté l'épidémie d'Espagne, comme on arrête les épidemies de dysenterie (CXXXIII).... Mais, comment M. Broussais a-t-il eu le cœur de voir la mort exercer si long-temps ses ravages sur une ville qu'il pouvait sauver par sa présence? Comment, au moins, n'a-t-il pas envoyé un de ses

---

» on est compétent, quelque peu d'espace qu'on occupe dans les tablettes » de la renommée; et l'on cesse de l'être, quand on est en opposition avec » les faits ou la logique, lors même qu'on tiendrait un rang distingué dans » l'opinion publique (*Boisseau*). » D'ailleurs, M. Broussais n'a-t-il pas porté une main profane sur notre Chartre médicale pour la déchirer? et tout médecin, en prenant le bonnet doctoral, n'a-t-il pas reçu le droit, contracté même l'obligation, de la défendre? L'auteur de la *Nouvelle Doctrine*, qui se vante d'avoir détruit *le despotisme classifiant*, voudrait-il donc établir sur ses ruines *le despotisme physiologique?* Et prétendrait-il nous commander en maître, tandis que nous obéirions en esclaves? Qu'il serait insensé, celui qui espèrerait nous dicter des lois et nous dire, comme un monarque absolu du haut de son trone: *La médecine, c'est moi!*

De son coté, le docteur anglais, *dans son Journal de médecine*, assure que M. Broussais n'a fait autre chose qu'imposer son nom à la médecine italienne de Tommasini, et cela seulement pour l'avoir défigurée: « Semblable à » ces revendeurs qui ayant acheté un habit bon marché, y ajoutent quel- » ques vieilles broderies, et le vendent ensuite pour une mascarade ou un » couronnement. » Les journalistes français ont trouvé que cette comparaison sentait trop la friperie pour s'y arrêter (*Journ. gén.*, 1822, mars, p. 409). Néanmoins, cette odeur de friperie, par sa propriété irritante, a, dit-on, affecté si désagréablement la muqueuse nazale et par suite la gastrique, de MM. Broussais et ses partisans, qu'il en est résulté un corysa primitif, et une gastrite secondaire, tellement graves, que leur cerveau en a été sympathiquement troublé; et que, dans leur délire nazo-gastro-cérébral, et au milieu d'un concert unanime d'éternumens et de vomissemens, ils se sont écriés: Fi! fi *de la friperie anglaise!*....... Vivent plutôt *notre médecine imaginaire* (*Exam.*, p. 277), notre *médecine furibonde* (*idem*, p. 251), notre *médecine purgante* (*idem*, p. 254), nos *purgans* et nos *purgons* (*idem*, p. 271)!

élèves? — J'ai envoyé M. Rochoux, vous répondra-t-il. Mais cet enfant gâté de la *Nouvelle Doctrine* a fait comme le lièvre en course avec la tortue. Il a trop présumé de ses forces envers et contre MM. Mazet, Pariset, François et Bally : il s'est amusé trop long-temps en chemin; et, quand il s'est ravisé, l'épidémie tirait à sa fin. Autrement, vous auriez vu les effets miraculeux de la médecine physiologique? — C'est un grand malheur que l'envoyé de M. Broussais se soit amusé, pendant que les Barcelonais mouraient par milliers! mais c'en est un bien plus grand encore, que l'intrépide M. Broussais n'ait pas eu l'idée de profiter d'une occasion si favorable à sa *Doctrine*, pour aller anéantir un ennemi aussi redoutable que ce typhus ictérode! Cependant, ce qui est différé n'est pas perdu : si la fièvre jaune revient cette année, ce monstre hideux aura notre géant à combattre! Pour moi, si j'étais ministre de l'intérieur en France, j'enverrais M. Broussais contre tous ces fantômes d'épidémies qui nous allarment; mais que ce nouveau Briarée dissiperait, du moindre mouvement d'un de ses cent bras.

Au milieu de ces effets miraculeux, opérés par M. Broussais, il restera toujours néanmoins quelque doute aux timides ontologistes. — Ils lui diront : Puisque le typhus n'est que le produit d'un empoisonnement miasmatique, comment le miasme, qui est sédatif ou débilitant, pourra-t-il être détruit par les anti-phlogistiques qui le sont également? — M. Broussais répondra : Parce que les anti-phlogistiques sont le contre-poison de la sédation suivie d'une réaction inflammatoire. — Mais, dans les cas où la sédation est si forte et le sujet si faible qu'elle ne peut être suivie de réaction (CLVI), les anti-phlogistiques acheveront le malade. — *Tout doux* (*Exam.*, p. 765), répliquera vivement M. Broussais : ce cas mérite réflexion; je répondrai à cette difficulté importante, dans mes Annales.... Mais, en attendant, saignez hardiment et administrez les autres anti-phlogistiques, au commencement de la fièvre jaune, même dans les cas dont vous parlez, en vertu de cette loi, consignée dans ma doctrine *immuable, éternelle : les typhus peuvent être arrêtés, dès le début, par le traitement des phlegmasies.*

CXXXV) *Onzième Proposition*. Tout est nouveau et surprenant dans la *Doctrine* de M. Broussais. Désormais il n'y aura plus de pleurésies, parce qu'on les fera avorter toutes à leur début. Si vous désirez connaître les moyens qui opèreront ce miracle, écoutez M. Broussais : Aussitôt, dit-il, que la pleurésie s'annonce, plongez le malade dans un bain de vapeurs; donnez-lui une boisson à la glace; gorgez-le de liqueurs spiritueuses; ou bien, quelque forte que soit sa douleur pleurétique, montez-le à califourchon sur un excellent cheval, et faites-lui faire 4 ou 5 lieues au galop.... Ici j'entends les broussaisistes s'écrier : Au mensonge! au blasphême! Leur maître n'a pas dit cela : il ne joue point ainsi *à quitte ou double* (*prop.* 415, 417) aux dépens de la vie de ses malades, etc..... Pour toute réponse, renvoyez-les à leur livre sacramentel, qui dit : *Une pleurésie commençante, peut être miraculeusement guérie par des moyens très différens, tels qu'un bain de vapeurs, une boisson à la glace, une liqueur spiritueuse, un exercice violent et insolite.*

CXXXVI) *Douzième Proposition.* -- *Les saignées tiennent le premier rang dans le traitement des fièvres intermittentes* (377); *toutefois ces maladies cèdent sans danger au quinquina* (*pr.* 379). — Dans ce siècle de lumières, il ne faut que vivre pour voir des choses merveilleuses. L'esprit inventif de M. Broussais nous en offre tous les jours; en voici un exemple :... Jusqu'ici on avait cru, que, parmi les moyens curatifs de la fièvre intermittente, le quinquina tenait le premier rang. Mais, qui l'aurait deviné? on était dans l'erreur; ce sont les saignées. Ainsi, quand vous serez appelé ou envoyé dans un pays humide et marécageux pour combattre des épidémies de fièvres intermittentes, pernicieuses ou autres, il ne sera plus indispensable de vous munir comme autrefois de plusieurs livres de bon quinquina; mais il ne faudra pas oublier d'emporter votre lancetier, et surtout plusieurs milliers de sangsues....... L'état complètement atonique des malades, leur teint de couleur feuille-morte, leur langue pâle et saburrale, leur bouffisure, la prédominance de la lymphe, et surtout l'habitude de toujours stimuler et tonifier en pareille occurence, pourront ébranler un peu votre courageux dévouement à la *Nouvelle Doctrine*, et vous donner quelques remords de conscience. Mais, si vous voulez être broussaisiste, il faut vaincre tous vos scrupules, et envisager la mort sans la craindre. Tout ce que vous voyez, et tout ce qui tombe sous vos sens dans ces fiévreux, n'est qu'un simulacre d'atonie indirecte qui cache la force sous l'apparence de la faiblesse. Il y a là un serpent caché sous l'herbe : *latet anguis in herbâ.* ce serpent, cela va sans dire, est *une gastro-entérite*, mais cette gastro-entérite *est intermittente* (voy. *la* 8e *lettre de la Défense, etc.*). Appliquez donc hardiment les sangsues, versez le sang à grands flots, et la fièvre cessera.... Oui, répondra quelque malin partisan de l'*Ancienne Doctrine*, la fièvre cessera, d'une manière ou d'autre : la raison en est évidente; car, quand le malade n'aura plus de sang, il faudra bien qu'elle cesse.

CXXXVII) *Treizième Proposition.* Il en est de la syphilis comme de la fièvre intermittente. Vous croyez, sans doute, que le mercure est son spécifique? Erreur d'ontologiste! Détrompez-vous : il n'en est pas plus que le quinquina ne l'est de la fièvre intermittente. Les doctrines médicales changent comme les hommes. Cela était autrefois, mais cela n'est plus aujourd'hui.... Ce n'est plus au mercure que devront recourir désormais les vieux libertins empoisonnés et épuisés par la débauche; c'est à l'abstinence, aux anti-phlogistiques locaux, et surtout aux sangsues appliquées *largâ manu.* Si vous doutez de la chose extraordinaire que je vous annonce, lisez les axiomes suivans de M. Broussais. — *La syphilis est une irritation qui affecte l'extérieur du corps; sa prétendue diathèse n'est qu'une répétition de l'irritation; et on la prévient en l'attaquant, dès le début, par les anti-phlogistiques locaux, et surtout par des sangsues abondantes* (*prop.* 405). — *La syphilis invétérée cède de même aux anti-phlogistiques et à l'abstinence* (*prop.* 406). — *Le mercure ne guérit cette affection qu'en excitant la révulsion sur les capillaires dépuratoires* (*prop.* 407).

CXXXVIII) *Quatorzième Proposition.* — *La fièvre ataxique cérébrale ou l'hydrocéphale aiguë des enfans,* avait toujours été regardée comme une maladie des plus redoutables. Ce n'est qu'une babiole aux yeux des médecins physiologistes; *cette maladie se guérit sans difficulté par les sangsues et l'eau pure.* — Ne m'objectez pas, que la pratique des plus grands maîtres dépose contre cette folle assertion; que la *Médecine clinique de Pinel* (*édit.* 3e) confirme ce témoignage; que ce médecin n'a jamais pu guérir aucune de ces maladies, dans son hospice où elles n'étaient que trop fréquentes; et que, vous-même enfin vous avez fait usage, sans aucune espèce de succès, de l'eau pure et des sangsues proposées par M. Broussais. -- Je vous répondrai, que si les autres médecins n'ont pu guérir ces hydrocéphales, etc., c'est qu'ils n'étaient pas médecins physiologistes; et que, si l'eau pure et les sangsues ont été inefficaces entre vos mains, c'est que vous n'avez pas su les employer comme l'auteur de la *Nouvelle Doctrine*... Venez au Val-de-Grâce; et là, vous apprendrez ce que vous ne savez point. – Mais il n'y a pas d'enfans dans cet hospice! -- Qu'importe? Suivez-donc M. Broussais dans sa pratique de ville. -- Mais tous ses hydrocéphaliques meurent. -- Bah! c'est qu'on n'exécute pas ses ordonnances; et cet accident ne doit pas infirmer cette règle générale de la médecine physiologique, non moins *vraie* et *immuable* que toutes les autres : « l'eau pure et les sangsues guérissent, sans » difficulté, la gastro-entérite des enfans compliquée d'hy» drocéphale. »

CXXXIX) *Quinzième Proposition.* Supposons un vieillard mal nourri, débile et phlegmatique. Il est jeté dans un cachot humide, obscur; et là, privé de la salutaire influence de tous les stimulans généraux, il est encore soumis à celle de toutes les causes débilitantes, soit physiques, soit morales. Bientôt son corps s'étiole, sa face se bouffit, et ses membres s'édématient par la prédominance des fluides blancs. Vous êtes appelé pour le soigner. Vous jugez que son infiltration est due à son extrême faiblesse, et croyez avoir bien jugé? Vous êtes dans une erreur bien grossière! S'il s'infiltre, c'est parce qu'il y a exaltation des propriétés vitales au lieu infiltré. Voici comment le chef de la *Nouvelle Doctrine* exprime cette vérité : *Quand les tissus cellulaires s'engorgent, sans offrir, ou seulement après avoir offert les phénomènes de l'inflammation, ils doivent toujours cet état à l'exaltation de leur sensibilité et de leur contractilité, et jamais à un état contraire* (*prop.* 188).... Oseriez-vous, après cela, traiter ce malheureux prisonnier par les stimulans et les toniques, soit physiques, soit moraux? Fi donc! ce serait agir ontologiquement et browniennement. -- Que faudra-t-il donc faire, me direz-vous? – Et ne le devinez-vous pas? Il faut, afin de le guérir promptement, sûrement, et pour long-temps, le traiter physiologiquement; c'est-à-dire le mettre à la diète, à l'eau, et lui ôter le peu de sang qui lui reste. *O insania humanæ mentis!*

3°.

PARALLOGISMES.

CXL) *Le parallogisme* et *le sophisme* sont des argumens faux qui induisent en erreur, mais d'une manière différente : le premier, par défaut de lumière; le second, par subtilité. *Les parallogismes* d'un ouvrage trompent, *ses sophismes* abusent. *Dans les parallogismes*, l'auteur pèche par le raisonnement; *dans les sophismes*, c'est par la droiture d'intention.

On juge mal quand on ne perçoit pas bien le rapport des idées, et l'on raisonne mal quand on ne saisit pas celui qu'ont entr'eux les jugemens. Qui juge mal, doit donc mal raisonner; parce qu'il est plus difficile de saisir le rapport des jugemens, que celui des idées.... Cet article n'a donc pas besoin de preuves; puisque, de ce qu'il a été prouvé dans le précédent que M. Broussais juge mal, il s'ensuit de toute nécessité qu'il doit mal raisonner.... Malgré cela, nous citerons trois de ses parallogismes, comme venant à l'appui d'une vérité importante que l'auteur de la *Défense des Médecins français* a essayé de prouver dans la sixième lettre de sa première livraison.

CXLI) *Premier Parallogisme.* « Il n'est aucune phlegmasie dont les descriptions de Sauvages puissent donner » une juste idée, par la simple raison que le siége de ce » qu'on appelle fièvres essentielles ne lui était pas connu

(*Exam.*, p. 44). » -- Quoi! de ce que Sauvages n'a pas connu le siége des fièvres dites essentielles, on doit conclure qu'il n'a pu donner une juste idée d'aucune phlegmasie. Les inflammations externes ne sont-elles pas connues par les sens? Et la plupart des internes n'ont-elles pas leurs symptômes locaux qui tombent également sous les sens, mais sont essentiellement liés avec l'état maladif de l'organe interne enflammé? Qu'ont de commun, sous le rapport du diagnostic simple, la vaccine et une péripneumonie avec la gastro-entérite siége de toutes les fièvres dites essentielles? Donc de ce qu'on ignore ce siége, on ne peut pas conclure qu'on ne saurait diagnostiquer une phlegmasie.

CXLII) *Second Parallogisme.* « Personne n'a assigné à » la gastro-entérite les symptômes qui lui appartiennent; » donc les traités d'anatomie pathologique n'ont concouru » presque en rien à l'avancement de la médecine pratique (*Exam.*, p. 654). » -- L'absurdité de cette conséquence est trop évidente, pour qu'il soit nécessaire de la développer.

CXLIII) *Troisième Parallogisme.* « Hippocrate ignorait » la valeur des signes de l'irritation des principaux organes, de » ceux, par exemple, qui indiquent l'état inflammatoire de la » surface interne des voies gastriques. *S'il les avait connus,* » *et s'il eût eu l'idée qu'on pouvait arrêter les phlegmasies* » *dès leur début, les siècles subséquens n'auraient eu pres-* » *que rien à ajouter à sa médecine* (*Exam.*, p. 8). » -- Cette conséquence est si évidemment fausse pour tout médecin qui a une connaissance un peu approfondie de son art, qu'un des plus puissans appuis de la doctrine broussaisienne, M. Boisseau (*Journal universel*, n° 68, p. 176) s'exprime ainsi dans un article destiné à faire le panégyrique du *Nouvel Examen.* Quoi! dit-il, « *Parce que* » *M. Broussais nous a fait connaître les signes de la gas-* » *trite fébrile et l'importance d'arrêter les phlegmasies dès* » *leur début, afin de prévenir le développement de lésions* » *organiques incurables, n'y a-t-il donc presque plus rien* » *à ajouter à la médecine?* Voilà une de ces propositions qu'il » suffit de citer pour montrer combien elles sont exclusives: » pourquoi faut-il qu'il s'en trouve de telles dans les écrits

» de M. Broussais ?... » Ici la fausseté de la conséquence était si patente, que M. Boisseau n'a pu s'empêcher de critiquer l'opinion de M. Broussais; mais, c'est seulement comme *proposition exclusive*, et non comme *faux raisonnement.* Il eût été trop humiliant pour un élève aussi distingué d'avouer un maître qui raisonne si mal, dans un des *ouvrages les plus substantiels qui aient paru depuis long-temps en médecine, etc.* (*id.*, n° 70, p. 89).

CXLIV) *Conclusion.* En jetant un coup-d'œil sur ces trois parallogismes, on est surpris qu'un médecin instruit puisse tirer des conséquences pareilles, et surtout en parlant de choses aussi remarquables que Hippocrate le premier des médecins, Sauvages le premier des nosologistes, et l'anatomie pathologique qui préside et a tant de part à toutes les découvertes médicales du siècle. Cependant la surprise cessera, si l'on se rappelle la 6e lettre de la 1re livraison de la *Défense des Médecins français.* M. Authenac y a prouvé que M. Broussais était dominé par l'idée exclusive de la gastro-entérite, à laquelle il rapporte tout. Or on sait que les mélancoliques peuvent raisonner juste sur les objets qui ne sont point du domaine de leur idée dominante; mais qu'ils déraisonnent toujours sur tout ce qui s'y rapporte. — On ne sera donc plus étonné d'entendre dire à M. Broussais :.... 1°, Que ceux qui ignorent sa gastro-entérite ne peuvent connaître aucune autre phlegmasie.... 2°, Que les découvertes de l'anatomie pathologique sont tout-à-fait infructueuses pour ceux qui ne connaissent pas ce tendre objet de ses affections.... 3°, Enfin, que si Hippocrate eût connu et adopté cet enfant unique et chéri de M. Broussais, les siècles subséquens n'auraient eu presque rien à ajouter à la médecine du premier.... En effet, dans ces trois cas, M. Broussais déraisonne comme il doit déraisonner, ou plutôt il raisonne comme doit raisonner un mélancolique qui aperçoit entre son idée dominante et les autres idées des rapports dont le fondement n'existe pas dans les objets, mais existe dans les idées fallaces qu'il s'en est formé.

4°.

SOPHISMES.

CXLV) Si les parallogismes ne sont pas rares dans la partie critique de l'*Examen* de M. Broussais, les sophismes y fourmillent. Il nous suffira d'en citer cinq.

CXLVI) *Première sorte de Sophismes.* M. Broussais, pour se tirer d'affaire dans les cas difficiles, a découvert deux êtres abstraits toujours prêts à exécuter ses ordres, et qu'on appellera sylphes, génies, lutins, ou farfadets, comme on voudra (*Ex., prem. édit.*, p. 37, 38; *deux. édit.*, p. 510). Ces êtres sont l'*irritation* et la *gastro-entérite*..... Est-il embarrassé pour expliquer quelque chose? il a presque toujours recours à l'un ou à l'autre de ces êtres ontologiques qui se forment et marchent au moyen des sympathies.... Est-ce pour faire connaître les diverses maladies (*fièvres, inflammations, hémorrhagies, névroses, maladies organiques*), leur nature essentielle ou sympathique, leur crise, leur métastase, leur diathèse? c'est toujours l'*irritation* qui marche et agit d'après la volonté de son chef suprême (CLXXVIII).... Est-ce pour rendre raison du danger d'une maladie? c'est presque constamment *la gastro-entérite*, qui, après s'être développée sympathiquement, complique et aggrave le mal d'après cet axiome fondamental : « Lorsqu'un tissu est pris d'inflammation, il » commence presque toujours par transmettre le même état » à la membrane muqueuse gastrique, en même temps qu'il » accélère les contractions du cœur; et, *dans la plupart des* » *cas, la gravité du mal est plutôt dépendante de cette gas-* » *trite secondaire que de l'inflammation qui l'a déterminée* » (*Ex.*, p. 45).... » Cette sorte singulière de sophismes de l'ouvrage et de la *Doctrine* de M. Broussais, est partout et ne se montre clairement nulle part : c'est plutôt une source féconde de sophismes, qu'un simple sophisme.... Voyez tout le *Nouvel Examen*, et l'article (CLXXVIII) de cette lettre.

CXVII) *Seconde sorte de Sophismes.* Une des subtilités les plus cachées et les plus importantes à connaître dans les ouvrages et la *Doctrine* de M. Broussais, est celle qui lui fait confondre les faits, base unique de la médecine d'observation, avec *les propositions générales, les raisonnemens, et même les hypothèses*, base principale de la *Nouvelle Doctrine*. Une fois cette confusion admise, il n'est rien que ce réformateur ne puisse prouver en pathologie; parce que *les propositions générales, les raisonnemens et les hypothèses*, ne manquent jamais à son esprit fécond. Entrons un peu dans les particularités de ce sophisme qui domine en quelque sorte tout l'*Examen*, et cache presque dans toutes ses pages l'erreur sous l'apparence de la vérité.

Il est évident que M. Broussais confond souvent *les faits* avec *les propositions générales, les raisonnemens* et *les hypothèses*. Il dit même formellement, que *les propositions générales* et *les hypothèses* sont de *véritables faits*. Nous allons le démontrer pour *les propositions générales* qui composent toute la première partie de son *Examen*, et nous le ferons plus bas (CLXVII) pour les hypothèses.

M. Broussais s'exprime ainsi, page 4 de son *Nouvel Examen* : « En lisant les auteurs dont j'ai jugé les découvertes dans la partie critique de mon *Examen*, j'ai dû » prendre ma *Doctrine*, ou si l'on *veut les faits que j'avais* » *bien constatés* (*ces faits sont évidemment les* 468 *propositions générales de la première partie de l'*Examen, *qui constituent sa doctrine*), « pour point de comparaison: » or, c'est ce que je fais dans mon *Examen*. Un auteur » avance un fait (*une proposition générale*). Si ce fait est » mal observé, je le rectifie d'après les observations (*les observations particulières réduites en* 468 *propositions générales*) » qui me sont propres.... » On voit évidemment dans ce passage, que M. Broussais appelle faits et observations, non ses faits particuliers et ses observations particulières, mais les propositions générales de la première partie de son *Examen* (*on ne trouve d'ailleurs dans tout cet ouvrage, ainsi qu'il a été dit lettre* 13e, *aucun fait, aucune histoire particulière de maladies, mais seulement des raisonnemens, des hypothèses, et surtout des propositions ou assertions générales*). Donc M. Broussais prend les *faits* pour *des propositions générales*, et *vice versâ*.

Cette vérité une fois bien établie, si l'on se rappelle : 1°, que nous avons prouvé (*lettre* 13ᵉ, p. 150), que, dans la réduction des faits en propositions générales, il peut et doit souvent se glisser des erreurs qui rendent ces propositions fausses; 2°, que M. Broussais est venu lui-même confirmer nos preuves, par les fausses propositions et les contradictions (CL, CXXIV) qu'il a insérées dans son *Examen*, on sentira, combien est grave l'inconvénient de confondre les faits avec les propositions générales, c'est-à-dire le certain avec l'incertain, le vrai avec le faux; et à combien de graves erreurs cette confusion doit avoir entraîné l'auteur de l'*Examen*, soit dans ses ouvrages, soit dans sa *Doctrine*.

On ne devra donc jamais oublier les vérités suivantes, toutes les fois qu'il s'agira de juger la *Doctrine* ou les ouvrages du réformateur : 1°, que les faits et les observations de la bonne école sont les histoires et les observations particulières des maladies, et jamais les propositions générales, les raisonnemens ou les hypothèses; 2°, que c'est uniquement sur ces faits que l'*Ancienne Doctrine* est fondée; 3°, que les faits et les observations de M. Broussais sont, non les observations et les histoires particulières des maladies, mais les propositions générales, les raisonnemens et les hypothèses; 4°, Enfin, que c'est sur ce genre de faits (*sur les propositions, les raisonnemens, les hypothèses*) qu'est fondée la *Nouvelle Doctrine*. -- Si l'on a sans cesse ces vérités présentes à l'esprit, on parviendra facilement à reconnaître les sophismes aussi nombreux que subtils de l'espèce dont nous parlons. *V.* fausses propositions (CXXIV, etc.), contradictions (CL), parallogismes (CXL), sophismes (CXLVI, etc.), et explications hypothétiques (CLXVII, etc.).

CXLVIII) *Troisième sorte de Sophismes* ou *Tactique broussaisienne*. Cette sorte de sophismes est l'arme favorite des novateurs, soit dans l'attaque, soit dans la défense. C'est une ruse de guerre avec laquelle ils ont déjà remporté plus d'une victoire. Afin de mieux la signaler, et de fixer sur elle tous les regards, je l'appellerai désormais *Tactique broussaisienne*. Quand on manque de force, il faut bien employer la ruse; et les broussaisistes purs sont plus faibles et plus rusés qu'on ne croit. Ils emploient presque toujours cette sorte de sophismes lorsqu'il s'agit de défendre la *Nouvelle Doctrine*, ou d'attaquer ceux qui se refusent à l'admettre tout entière.

Leur Nouvelle Doctrine a *un côté fort* et *un côté faible. Son côté fort* est la découverte de la gastro-entérite et de quelques autres phlegmasies graves, cause des symptômes fébriles, surtout des adynamiques et des ataxiques. *Leur côté faible* est la trop grande extension qu'ils ont donné à cette précieuse découverte, et la physiologie conjecturale de leur chef sur laquelle ils basent leur thérapeutique.... Veulent-ils aborder un adversaire quelconque et le persuader de l'excellence de leur doctrine, c'est toujours le côté fort de celle-ci qu'ils présentent, c'est sur cette partie qu'ils s'appesantissent, et c'est cette partie dont ils vantent et étalent avec complaisance la fécondité et les richesses...... Quelque éclectique s'avise-t-il d'attaquer leur côté foible, zest! ils ont recours à leur tactique, tournent casaque, font un demi-tour à droite, supposent que vous attaquez leur côté fort; et les voilà qu'ils s'évertuent, qu'ils s'époumonnent, qu'ils se mettent hors d'haleine, qu'ils se battent les flancs, pour vous prouver les grands inconvéniens de l'ancienne doctrine pyrétique, et les immenses avantages de la nouvelle. L'ancienne doctrine, s'écrient-ils, l'*ancienne doctrine pyrétique assassine les vivans* (Gaultier de Claubry); *mais la nouvelle, la nouvelle ressuscite les morts!*

CXLVIII) *Quatrième sorte de Sophismes.* Cette sorte de sophismes a été imaginée pour nier l'existence essentielle de l'hydrothorax, et par suite de toutes les autres hydropisies essentielles des cavités splanchniques. On la trouve à la pag. 620, etc., de l'*Examen*.

(A). De ce que, dans la plupart des cas, on a trouvé des traces d'inflammation, l'auteur conclut que, dans tous ces cas, la phlegmasie était la cause de l'épanchement...... *Première erreur;* parce que la phlegmasie peut être souvent, et M. Broussais le prouve plus bas, l'effet de l'épanchement.

(B). Dans les cas rares où l'on n'a rien trouvé que l'épanchement, M. Broussais soutient *que la sérosité n'existait pas pendant la vie, mais s'est accumulée durant l'agonie; par la raison qu'on ne trouve pas alors dans le poumon rétracté des traces de sa compression pendant la vie.... Seconde erreur.* Car, si vous demandez à l'auteur quelles sont ces traces de compression, il vous cite *celles qui sont propres aux phlegmasies* (*la couleur trouble de l'épanchement; les collections albumineuses déposées sur les plèvres et collées à leur surface; des adhérences, ou brides; enfin la rougeur, l'opacité, l'endurcissement; l'état cartilagineux, et quelquefois tuberculeux de toute la surface séreuse où l'épanchement est contenu*), et prouve, par-là, ce qu'il avait d'abord nié; savoir que la sérosité finit presque toujours à la longue par macérer et enflammer les viscères qu'elle environne et pénètre, et que par conséquent les traces de l'inflammation ne prouvent pas toujours que celle-ci a été la cause de l'épanchement.

CXLIX) *Cinquième sorte de Sophismes.* Ce sophisme est d'une application très générale, et peut servir à M. Broussais pour récuser toutes les ouvertures cadavériques qu'on oppose à son système. Voici comment il argumente, page 423 de son *Examen.*

Les faits qu'on m'oppose ont été rapportés par les auteurs anciens *ou par* les vivans. *Dans le premier cas, je les rejette, parce que* les anciens *n'ouvraient pas les cadavres, ou tiraient de mauvaises conséquences de leurs ouvertures. Dans le second, si* les auteurs vivans *ne sont pas pour moi et ne pensent pas comme moi, je les rejette encore parce que ces auteurs ont leurs motifs pour dissimuler.*

Au moyen de ce sophisme, M. Broussais récuse toutes les autorités, excepté la sienne et celle de son parti. On ne saurait donc atteindre ce champion de la *Nouvelle Doctrine*, à la fois si fin et si cauteleux, à moins qu'on ne l'attaque sur son terrein, et avec ses propres armes; poursuivons-le donc jusque dans ses retranchemens, et essayons avec lui ce nouveau genre de combat.

5°.

CONTRADICTIONS.

CL) Les contradictions, dans un chef de secte qui s'annonce comme réformateur de tout ce qui a été fait avant lui, sont le défaut le plus humiliant qu'on puisse lui reprocher. En effet, ces contradictions ne sauraient provenir que d'un esprit étroit ou d'un cœur corrompu. Si un chef de secte a l'esprit étroit, comment pourra-t-il embrasser les différentes parties et l'ensemble des doctrines qu'il rejette ou qu'il admet, les peser, les juger, les apprécier comme il est convenable? Si c'est par le cœur, par l'intention qu'il pèche, quelle confiance pourra-t-on avoir en ses paroles, ses actions, et ses écrits?....... Mais serait-il possible que le grand ouvrage du chef de la médecine physiologique renfermât des contradictions? Et cet homme, qui, dans notre capitale, tonne avec tant de fierté et d'arrogance au milieu d'une multitude innombrable d'enthousiastes élèves, serait-il assez faible pour pouvoir être attaqué sur son propre terrein (*celui de la médecine physiologique*), et terrassé avec ses propres armes (*avec les oracles de sa doctrine*)? Tâchons de résoudre cette question affirmativement, c'est-à-dire d'une manière aussi honorable pour la médecine hippocratique, que honteuse pour cette nouvelle doctrine, qui, quoique assise sur les ruines de tous les systèmes et de toutes les hypothèses (*lettre* 16e), a osé, au milieu des lumières du 19e siècle, *se dire* aussi *inébranlable*, aussi *immuable*, aussi *éternelle que les lois de la nature?*

CLI) *Première Contradiction.* Commençons par la contradiction la plus extraordinaire qu'on puisse imaginer.... M. Broussais, après avoir assis sa doctrine sur une base peu solide, et annoncé emphatiquement que cette base est *inébranlable*, etc., la renverse ensuite lui-même au mépris des convenances, du bon sens et de la raison.... Voici les preuves de cette inconcevable manière de parler et d'agir.

Comme Brown, M. Broussais (*prop.* 67, 68, 69, 70) n'admet que deux classes de maladies : l'une *par excès*, et l'autre *par défaut de vitalité*. Dans le premier cas, les phénomènes de la vie sont augmentés; dans le second, ils sont diminués. Ces deux classes sont *les affections sthéniques et asthéniques de Brown, les irritations et les abirritations de M. Broussais*.... Celui-ci assure ensuite, dans plusieurs endroits déjà cités de son ouvrage, que cette classification sur laquelle il a basé sa *Doctrine*, est *inébranlable, immuable, etc.*

Jusque-là, tout se conçoit. Mais, ce qui ne saurait se concevoir, et ce que les broussaisistes refuseront de croire, c'est que le même M. Broussais, qui a ainsi parlé et procédé, ose ensuite détruire lui-même son ouvrage, et renverser de fond en comble cette même base sur laquelle il venait de fonder sa *Doctrine*. Voici comment il s'exprime, page 149 de son *Examen :* « La classification de Brown en maladies sthé» niques et asthéniques (*c'est-à-dire celle de M. Broussais en irritations et en abirritations*) » est purement » arbitraire, et ne mérite, en aucune façon, de fixer l'atten» tion d'un médecin physiologiste. »

Une telle contradiction n'a pas besoin de commentaire. Seule, elle prouve *que le fier M. Broussais peut être, non-seulement attaqué sur son terrein, mais encore complètement terrassé avec ses propres armes.*

CLII) *Seconde Contradiction.* « M. Pinel est un char» latan (*Exam.*, p. 636); cet auteur, qui se plaît à répéter » qu'il a exercé son esprit à la sévérité du raisonnement par » l'étude de la philosophie générale, et spécialement par celle » des mathématiques, n'en donne pas une seule fois la preuve » dans tous les écrits qui sont sortis de sa plume (*Exam.*, p. 512). » -- « Les mots philosophie, exactitude, sévérité, » discussion, raisonnement, goût épuré, sage réserve, etc., » remplissent toutes les pages de sa *Nosographie*, sans que » ces belles et bonnes choses y soient jamais mises en pra» tique (*Exam.*, pag. 335, 336). » -- « Il n'a jamais dis» cuté ni prouvé quelque chose (*Exam.*, p. 635). » -- « Il » n'a jamais rien compris aux phlegmasies chroniques (*Ex.*, ». 617)». -- « Il est loin d'avoir fait faire quelques pro» grès à la nosologie (*Exam.*, p. 481). »

« M. Pinel a rendu quelques services à la médecine dans » les phlegmasies (*Ex.*, p. 472). » -- « On lui doit la première » impulsion qui ait été donnée à l'observation de tous les » phénomènes que présente la manie; et il aura concouru » d'une manière indirecte à tous les perfectionnemens qui » pourront avoir lieu par la suite dans la théorie ainsi que » dans le traitement des aliénations mentales. *Tel est l'hom-* » *mage que la justice ordonne de rendre à M. Pinel* (*Exam.*, p. 538). »

CLIII) *Troisième Contradiction.* « Bordeu peut être con- » sidéré comme un des fondateurs de la médecine physio- » logique (334). » — « Il a rattaché les maladies aux organes » beaucoup mieux qu'on ne l'avait fait avant lui. Il a, par » des vues anatomiques plus satisfaisantes, rendu plus plau- » sible l'influence des viscères de la digestion sur le reste de » l'économie que ne l'avaient fait Stahl et Vanhelmont; et » rapporté la fièvre à l'irritation des diverses parties du corps « (349). » -- « Enfin, il est un des médecins qui ont le plus » concouru à la destruction de l'humorisme, et *un de ces* » *auteurs qu'il faut étudier* (351). »

« Bordeu a fait rétrograder l'art de guérir (352), et la » thérapeutique a plus perdu que gagné par ses travaux (350): « il a peuplé l'économie humaine de cachexies (347), » et dérobé ainsi sous un voile sale et dégoûtant la majesté » des procédés de la nature (349) : il ne connaissait point, » ou plutôt il ne savait point débrouiller les sympathies (341) : » enfin il était inconséquent (338), et inconséquent » sans qu'il s'en aperçut (340). » -- M. Broussais pense donc qu'il est des gens qui sont inconséquens avec connaissance de cause; et serait-ce de cette source impure que dériveraient les sophismes qui lui sont si familiers (CXLV, etc.)?

CLIV) *Quatrième Contradiction.* -- « Les Anglais peuvent » se passer de l'article du *Dictionnaire des Sciences Médi-* » *cales* de M. Panckoucke, *parce qu'ils ont l'ouvrage* ex- » professo *du docteur Scudamore, qui vient de faire faire* » *à la médecine un nouveau pas* (*Exam.*, p. 268). »

On pense, d'après ce passage, que le traité du docteur Scudamore est un excellent ouvrage; on se trompe, car

M. Broussais ajoute plus bas : « *En se conformant à l'ou-* » *vrage du docteur anglais, on sera gouteux le reste de ses* » *jours* (pag. 270). »

CLV) *Cinquième Contradiction.* -- Dans plusieurs endroits de son *Examen*, M. Broussais, malgré l'axiome *curatio morborum naturam ostendit*, assure : « Qu'on ne doit point » s'en rapporter au traitement pour déterminer la nature des » maladies. »

Page 326, il annonce le contraire. « C'est par le succès » des anti-phlogistiques, dit-il, que je suis parvenu à établir » le vrai caractère des maladies. »

CLVI) *Sixième Contradiction.* -- « Tous (*Examen*, p. 429) » les typhus sont des gastro-entérites par empoi- » sonnement (*prop.* 317). »

Il est dommage que la fausseté de cette proposition soit prouvée, non-seulement par les autopsies des pestiférés de Barcelone, et par M. Boisseau un des principaux appuis du broussaisisme (*Journ. univer.*, n° 70, p. 82); mais encore par M. Broussais lui-même, qui dit :.... 1°, (*prop.* 434) « Les » miasmes sont quelquefois assez délétères pour occasionner » la mort sans réaction, » c'est-à-dire sans irritation ou phleg- masie même gastro-intestinale;.... 2°, (p. 169 de l'*Exam.*) : « Les miasmes putrides eux-mêmes, qui tendent si puissam- » ment à l'anéantissement des forces de la vie, n'y réussissent, » sans exciter de réaction, que chez un très petit nombre » de sujets. » -- Dans ces deux cas, les miasmes produisent la faiblesse sans réaction fébrile. Donc il n'y a pas alors de phlegmasie. *Donc tous les typhus*, c'est-à-dire toutes les maladies pestilentielles qui résultent d'un empoisonnement miasmatique, *ne sont pas des gastro-entérites, des phlegmasies* (*Exam.*, p. 429).

CLVII) *Septième Contradiction.* -- Selon M. Broussais, les tubercules du poumon, qui constituent la phthisie pulmonaire, sont toujours le résultat d'une phlegmasie de la muqueuse, du parenchyme, ou de la plèvre pulmonaire. On doit donc prévenir cette phthisie par le traitement anti-phlogistique (*surtout les saignées*), dirigé contre ces trois phlegmasies.... Cette conséquence, qui découle nécessairement de l'étiologie de M. Broussais, est d'ailleurs appuyée des passages suivans : « On prévient la phthisie pulmonaire, en » détruisant de bonne heure, par les anti-phlogistiques et » par les révulsifs, les irritations de l'appareil respiratoire » (*prop.* 342):.... » « Les engorgemens muqueux des pou- » mons, ou catarrhes chroniques des bronches, cause presque » unique de la phthisie pulmonaire (*prop.* 168, *et Exam.*, » pag. 686, 687), ne sont guéris que par l'influence de la » chaleur, les antiphlogistiques et les révulsifs (*prop.* 353, » 272, 273). »

On pense, d'après toutes ces autorités, que le traitement prophylactique de la phthisie est bien déterminé. Mais, avec M. Broussais, les choses ne s'arrangent pas si facilement : sa tête est trop chaude, trop volcanique pour suivre une marche sage et uniforme; souvent il a le défaut qu'il nous a reproché : *il marche par sauts et par bonds* (*Ex.*, 1er *édit.*, p. 380), et détruit dans un temps ce qu'il avait fait dans un autre; en voici la preuve. — Il dit :... 1° (*prop.* 343), « On prévient la » phthisie pulmonaire par les moyens qui détruisent les gas- » tro-entérites chroniques; l'exercice musculaire et la dis- » traction figurent ici en première ligne;... » 2° (*prop.* 346), » Les saignées locales répétées ne conviennnent que rare- » ment, parce qu'elles ont des suites très fâcheuses. La per- » sistance dans le régime adoucissant, et dans l'usage des » boissons aqueuses pendant la digestion, suffit toujours à » ces sortes de malades, et leur procure la guérison si les » viscères ne sont pas désorganisés. »

M. Broussais se contredit sur la thérapeutique de la maladie dont nous parlons; que feront donc en pareille occurence, les médecins qui traitent les phthisiques d'après les principes de sa *Doctrine?* Vous allez sans doute penser qu'ils seront embarrassés dans le choix de leurs modificateurs thérapeutiques? Pourquoi le seraient-ils, quand leur maître ne l'est pas? Ils peuvent choisir entre les deux méthodes opposées qu'il leur propose. Par l'une, ou par l'autre, ils préviendront également cette maladie, réputée si redoutable par le timide ontologiste. M. Broussais leur met la bride sur le cou; le chef, l'oracle de la *Nouvelle Doctrine* pourrait-il se tromper, surtout quand il s'agit de l'adoption ou du rejet du traitement anti-phlogistique?

CLVIII) *Huitième Contradiction.* -- « Les phthisies laryngée et trachéale sont constamment l'effet d'une phlegmasie locale : *elles ne deviennent mortelles que par une péripneumonie ou une gastro - entérite consécutives* » (*prop.* 362). »

Cette dernière proposition est évidemment fausse; parce que, dans quelques cas, l'ulcère du larynx ou de la trachée existe et devient mortel sans coëxistence de gastro-entérite dont on n'observe ni les symptômes pendant la vie, ni les traces après la mort. M. Broussais vient à l'appui de notre assertion lorsqu'il ajoute, dans la seconde partie de la proposition susdite (362) : « On retardera la mort, si la maladie » est très avancée, en s'opposant au développement de l'in- » flammation des poumons et des organes digestifs. » Si, en prevenant ces complications, on ne fait qu'éloigner la mort, celle-ci peut donc être le résultat du seul ulcère du larynx ou de la trachée.

CLIX) *Neuvième Contradiction.* – *Il n'y a jamais de gastro-entérite sans un degré quelconque d'irritation cérébrale :* la raison en est toute simple; c'est parce que *toute souffrance extrême engorge le cerveau et tend à y exciter l'inflammation;* or, *la souffrance de l'estomac est la plus cruelle* (*prop.* 126).

D'après ce passage, les broussaisistes vont croire qu'il est démontré qu'il n'y a jamais de gastro-entérite sans un degré quelconque d'irritation cérébrale; ils seront dans l'erreur; car M. Broussais ajoute (*prop.* 136) : *La gastro-entérite existe souvent sans aucun point douloureux, même à la pression;* donc il n'y a point, dans ces cas, qui sont très fréquens, d'irritation cérébrale.

CLX) *Dixième Contradiction.* – « La folie n'existe point » sans un degré quelconque d'irritation, accompagnée et » souvent dépendante d'une gastro-entérite chronique; et » *ces maladies doivent être traitées par les saignées locales,* » *par les anti-phlogistiques et par la révulsion* (*pr.* 359). »

Si nous opposions à ce passage la pratique de MM. Pinel,

Esquirol, Royer-Collard, etc., les physiologistes nous répondraient que ces médecins sont des ontologistes et qu'ils observent mal. Mais si nous opposons M. Broussais à M. Broussais, que répondront-ils? Ils diront qu'il n'est pas possible que leur maître se contredise; pour leur prouver le contraire, renvoyons-les à sa 346e proposition : « Dans ces mêmes » gastro-entérites chroniques, dit-il, il faut s'en tenir au » régime adoucissant, à cause des inconvéniens graves qui » accompagnent et suivent les saignées. »

CLXI) *Onzième Contradiction.* -- Page 96 de l'*Examen*, on lit : « Les phlegmasies dans lesquelles *le pouls* est *large* » et *plein avec coloration artérielle* et *peau haliteuse*, » sont *phlegmoneuses*; tandis que chez un sujet fort et » pléthorique, *une phlegmasie de membrane* donne *un* » *pouls serré, une peau seche, brûlante, et une coloration* » *tirant vers le livide.* »

Croiriez-vous qu'après cet énoncé si clair et si précis, M. Broussais osera dire que la fièvre inflammatoire qui présente tous les signes de l'*inflammation phlegmoneuse* (*pouls large et plein, coloration artérielle, peau haliteuse, etc.*), est cependant une *inflammation membraneuse* (*c'est-à-dire avec pouls serré, peau sèche, brûlante, et coloration tirant sur le livide*)? Rien n'est cependant plus certain : si vous en doutez, lisez la page 405 de son *Examen*, où il dit *que la fièvre inflammatoire est une gastro-entérite.* -- La fièvre inflammatoire de M. Broussais ne ressemblera donc en rien à celle des autres auteurs : elle offrira le pouls *large* et *plein*, ainsi que *petit* et *serré*; la peau *sèche* et *brûlante*, pendant qu'elle sera *douce* et *haliteuse au toucher*; enfin *la coloration artérielle*, et *tirant en même temps sur le livide*.... Quelque pitoyable ontologiste trouvera peut-être une contradiction manifeste dans ces symptômes; mais, ainsi que les autres sectes, celle de M. Broussais n'a-t-elle pas ses mystères comme elle a ses miracles (*la gastro-entérite*)?... Si cette contradiction est un des mystères de la *Nouvelle Doctrine*, répliquera l'ontologiste, elle est par trop absurde pour y croire.... Si nous osions ajouter quelque chose à cette observation, nous dirions que, pour cela, il faut une foi trop robuste.... Mais ce n'est point par là que les médecins physiologistes manquent; leur foi, dit-on, est capable de transporter les montagnes, etc.

CLXII) *Douzième Contradiction.* On a bien raison d'appeler la médecine de M. Broussais *Nouvelle Doctrine.* En effet, tout y est nouveau comme on vient de le voir; mais donnons-en encore une preuve. -- « Lorsque l'inflammation » n'excite aucune douleur, dit M. Broussais (*prop.* 141, » *etc.*), elle ne réveille que des sympathies organiques » (*prop.* 103) : or la gastro-entérite, sous forme adynami- » que, ne produit souvent aucune douleur (*prop.* 136, » 139) : » donc on ne doit y observer alors que des sympathies organiques et jamais des sympathies de relation.

Les fièvres adynamiques de M. Broussais ne seront donc pas moins singulières que ses fièvres inflammatoires : « Les » malades auront la langue noire et brûlée sans éprouver la » moindre lassitude, les dents fuligineuses sans que leur » esprit soit affaibli le moins du monde, la fièvre la plus » intense, la chaleur la plus ardente sans pour cela être privés » du plaisir de la promenade; et cela, parce que la gastro- » entérite de M. Broussais sera sans douleur, et qu'une telle » inflammation, méconnue par tous les auteurs (*prop.* 139, » 141) et découverte par M. Broussais, ne réveille que des » sympathies organiques (103). Tout cela est fort amusant, » comme vous voyez, pour les malades atteints de fièvres » adynamiques. On n'y trouve qu'un seul défaut; c'est que » ce devrait être un peu moins absurde (*Miquel*), » et un peu moins opposé à la description que l'auteur de l'*Examen* a fait de sa forme adynamique.

CLXIII) *Treizième Contradiction.* -- M. Broussais annonce (*Exam.*, p. 665), avec une assurance qui n'est pas peu ridicule que *sa doctrine n'a rien d'exclusif que sa dépendance de l'observation rigoureuse des faits.*

Que dirait-on d'une pareille fanfaronnade, si l'on prouvait à ce présomptueux Aristarque, qu'à chaque moment il porte des jugemens qui sont évidemment en contradiction avec les faits le mieux constatés et le plus universellement reçus? Choisissons une preuve de cette assertion, entre mille que nous pourrions en donner. — Rien n'est plus généralement vrai, reconnu et prouvé que les causes des rechutes. Ces causes sont : tous les écarts de régime, tels que l'impression du froid, une vive émotion de l'ame, la fatigue prématurée de l'esprit ou du corps, un excès dans les alimens ou les boissons spiritueuses, etc. Toutes ces causes, réunies ou séparées, produisent tous les jours des rechutes dont les symptômes les plus ordinaires sont : la douleur de tête, une mauvaise bouche, des nausées, du mal-aise, et de la fréquence dans le pouls. Cependant M. Broussais, en contradiction avec tous ces faits, n'admet d'autre cause de rechute dans la gastro-entérite, que l'excès des alimens solides. Ainsi, d'après les principes de sa *Nouvelle Doctrine*, un convalescent de la gastro-entérite la plus grave, quand bien même il aurait été exsanguifié par les sangsues, tenu pendant plus de quarante jours à l'eau de gomme pour toute nourriture, etc., pourra-t-il sans crainte comme sans danger, abuser des liqueurs spiritueuses, se mettre en colère, se livrer aux excès vénériens, s'exposer au froid, etc. ?.... Pourvu qu'il ne mange pas trop, il n'aura point de rechute ; c'est M. Broussais qui nous l'assure (*prop.* 337) en ces termes : « Lorsque, dans une » convalescence de gastro-entérite aiguë, il se développe une » douleur de tête, une mauvaise bouche, des nausées, du » mal-aise et de la fréquence dans le pouls, c'est que le con- » valescent a trop mangé. » -- Serait-ce donc parce qu'elle est en contradiction avec les faits les mieux constatés et les plus généralement admis, que la doctrine de M. Broussais n'*aurait rien d'exclusif que sa dépendance de l'observation rigoureuse des faits?.... Credat Judœus Apella.*

CLXIV) *Quatorzième Contradiction.* -- M. Broussais a avancé et prouvé (*prop.* 100, *et Exam.*, p. 782, *etc.*) que l'inflammation en général, et surtout celle de la muqueuse gastro-intestinale, pouvaient exister et existaient même assez souvent sans les quatre phénomènes prétendus caractéristiques : l'inflammation, *la tumeur, la rougeur, la douleur, et le gonflement.*

Mais à quoi pensait-il quand il a émis cette opinion? Il oubliait qu'il avait dit ailleurs, page 2 de l'*Examen : qu'il a puisé dans les maladies externes, les bases dont il est parti pour étudier les maladies internes.* « Est-ce bien dans » l'étude de la chirurgie que M. Broussais a appris à recon- » naître des inflammations sans douleur, sans chaleur, sans » rougeur, sans tuméfaction? Non, sans doute. Si donc il » est parti de ces bases, il s'est bientôt égaré dans les régions » supérieures inaccessibles à nos regards, et c'est de là qu'il » a fait entendre ses dogmes à peu près comme Moïse descen- » dant de la montagne, ou Mahomet faisant tomber du ciel » les articles du *Koran.* On serait tenté de croire, en effet, » qu'il se regarde comme l'interprète de la divinité, ou qu'il » nous prend pour d'imbécilles Musulmans (*Miquel*). »

CLXV) *Quinzième Contradiction.* — Enfin, au milieu des nombreuses contradictions qui parlent si favorablement pour l'excellence de la doctrine du *Nouvel Examen*, nous en choisissons une dernière, d'autant plus importante et singulière, qu'elle se rapporte à tous les cas du diagnostic des maladies, et que l'auteur s'y contredit, non-seulement par ses discours, mais encore par ses actions.

M. Broussais établit en principe qu'on ne doit point, qu'on ne peut même point se servir des grouppes de symptômes, dits *essentiels*, *pathognomoniques*, *caractéristiques*, pour en former le diagnostic des maladies. Voici comment il s'exprime sur cet objet, pages 48 et 49 de son *Examen* : « Ce » procédé eût été bon, si les symptômes constitutifs de » chaque grouppe se fussent toujours présentés dans la même » combinaison et dans le même ordre, comme cela a lieu » pour les attributs des plantes. Mais il s'en faut bien que les » choses soient ainsi. A peine observe-t-on, dans le cours » d'une longue pratique, deux grouppes de symptômes ab- » solument semblables; ces différences viennent de ce que » les organes, dont ces symptômes expriment la souffrance, » ne sont presque jamais affectés précisément au même degré, » et de ce que la sensibilité des sujets offre des variétés » presque infinies. Les médecins qui ignoraient la véritable » cause de ces différences, ont pris le parti de s'attacher aux » symptômes les plus saillans et de négliger les autres comme » indifférens. C'est ainsi que dans une collection nombreuse » de symptômes, ils en ont choisi 3 ou 4 qui les frappaient

» plus que le reste, pour donner à la maladie une dénomina-
» tion qui la rapproche d'un autre grouppe qui a été formé
» de la même manière dans un autre cas. Mais, que résulte-
» t-il de cet artifice? un double inconvénient. Il en résulte,
» tantôt que les symptômes qu'on a négligés comme indif-
» férens, établissent, entre les deux maladies prétendues
» semblables, une différence essentielle sous le rapport du
» traitement; d'autres fois que les symptômes pris pour les
» plus importans, ne sont que secondaires, et que par
» conséquent le traitement qu'on leur oppose ne va point
» directement au but. » -- Dans ce passage, l'auteur rejette évidemment les grouppes de symptômes *essentiels* et *caractéristiques* dont tous les autres médecins se sont servis jusqu'ici pour reconnaître les maladies; et, selon sa coutume, il essaye de prouver son opinion par le raisonnement, ou plutôt par le parallogisme (CXL) et le sophisme (CXLV).

Imaginerait-on après cela que M. Broussais aurait la hardiesse, ou plutôt l'effronterie, car, dans une matière aussi grave, pourrait-il être défendu d'appeler les choses par leur nom, aurait, dis-je, l'effronterie de faire plusieurs fois, dans le même ouvrage, ce qu'il vient de blâmer, de condamner, en un mot, ce qu'il a voulu ou cru démontrer *ne pouvoir, ne devoir être fait?* Il suffira de présenter cinq exemples de cette bizarre manière d'agir. -- 1° (Page 402 de l'*Examen*), M. Broussais dit : « Les signes de l'inflammation de la mem-
» brane muqueuse des organes digestifs existent - ils pen-
» dant la vie? Oui, sans doute. Ces signes sont l'anorexie,
» la soif, la rougeur de la pointe et du pourtour de la
» langue, la céphalalgie, les douleurs contusives et l'inap-
» titude à l'exercice dans l'appareil des muscles de la loco-
» motion. En effet, ces signes *sont tellement pathogno-*
» *moniques de l'irritation prédominante de la membrane*
» *muqueuse de l'estomac et des intestins grêles, que seuls*
» *ils peuvent la caractériser, et que, combinés avec ceux*
» *d'une autre phlegmasie, ils nous donnent la certi-*
» *tude de la coïncidence de celle-ci.* » -- 2° (Page 155,
» *idem*); Il dit encore : « Ils n'ont point saisi cette
» grande vérité que la prostration musculaire, la chaleur

» âcre, et les symptômes dits de mauvais caractère, *sont* » *les signes pathognomoniques de l'inflammation de la* » *muqueuse gastro-intestinale.* » -- 3° (*Prop.* 132), Il donne les caractères distinctifs de la gastrite et de l'entérite : « La gastro-entérite, dit-il, se présente sous deux formes, » avec prédominance de phlegmasie gastrique, avec prédo- » minance d'entérite. La douleur gastrique, le rejet des » ingesta, ou la difficulté de les supporter, *caractérisent* » *la première* : la faculté de satisfaire la soif, la rapidité de » l'absorption des liquides appropriés, *sont les signes de la* » *seconde. Les autres signes sont communs* à très peu de » chose près. » -- 4°, Il présente (*prop.* 137) les signes sym- pathiques de la gastro-entérite, en ces termes : « La gastro- » entérite se reconnaît par les sympathies qu'elle développe ; » savoir : 1, *les organiques*, rougeur et chaleur des ouver- » tures des membranes muqueuses et de la peau, altération » des sécréteurs de la bile, de l'urine, et surtout du mucus ; » 2, *les relatives*, qui sont les douleurs de la tête et des » membres, l'aberration de la faculté de sentir et de juger. » L'influence exercée sur le cœur est commune à plusieurs » autres phlegmasies. » — 5, Enfin (*Exam.*, p. 55), il offre, après s'être extasié sur sa méthode, les signes caractéristiques de la pneumonie et de la gastro-entérite : « C'est par cet *en-* » *chaînement admirable*, s'écrie-t-il, que nous parvenons à » déterminer : 1, que le point de côté, la dyspnée, le cra- » chement de sang, etc., sont les signes d'une maladie inflam- » matoire du poumon ; 2, que la prostration, le dégoût, la » soif, la chaleur, la rougeur de la langue et des yeux, la » fétidité de l'haleine, sont les indices d'une inflammation » de la membrane interne des voies digestives. »

D'après une pareille façon de penser, de parler et d'agir, que peut-on, que doit-on espérer de M. Broussais ? Il fait ce qu'il défend, ce qu'il blâme ; et il ne fait pas ce qu'il prescrit, ce qu'il loue ; de sorte qu'il est toujours en contradiction avec lui-même.... O partisans de M. Broussais ! et vous surtout écrivains distingués et instruits, Regnault, Boisseau, Bégin, Roche, etc. ! Vous tous qui avez tant prôné votre chef, qui lui avez si libéralement départi la louange ! que vous devez être profondément humiliés, de voir cette idole que vous aviez tant élevée, décorée, encensée, dissiper elle-même les prestiges dont vous veniez de l'environner? seriez-vous aussi aveugles, aussi insensés que M. Broussais, pour ne pas voir le précipice sur les bords duquel vous marchez, et l'abîme qui s'ouvre devant vous? auriez-vous l'esprit assez fasciné, le cœur assez endurci, pour imiter son aveuglement, son obstination, et ne point vouloir revenir sur vos pas? ou bien une fausse honte vous retiendrait-elle sous les bannières de votre chef, et vous ferait-elle encore combattre en désespérés sous ses étendarts? Ah! quelle serait votre erreur, si vous désespériez, dans cette circonstance, de la pénétration, de la justice, et surtout de la bonté et de l'indulgence de nous, médecins éclectiques français! Il n'est jamais trop tard à nos yeux de rentrer dans les voies de la vérité, surtout quand on a marché, comme vous, de bonne foi dans celles de l'erreur! Et telle est notre pensée, bien douce pour notre cœur médical, que, dans la cause que vous avez jusqu'ici si vivement soutenue, vous ne vous êtes jamais écartés des principes de l'honneur, si précieux à tout ce qui a fait partie de l'infortunée, mais toujours glorieuse armée française (*)? Ayez donc le courage de renoncer aux folles idées, à l'esprit désorganisateur de la *Nouvelle Doctrine*, pour adopter, avec toutes les sociétés savantes de l'Europe, les sages maximes, les principes conservateurs de l'éclectisme. Tout le corps des médecins éclectiques de France a les yeux fixés sur vous; et ses bras s'ouvrent déjà pour recevoir la brebis chérie, mais égarée.... C'est un père tendre, qui, semblable au berger dont parle l'*Evangile*, va se réjouir de votre retour, inviter avec empressement ses voisins, ses amis, et leur dire, dans les transports de sa joie : Réjouissez-vous avec moi; car j'ai retrouvé mes chères brebis.... que j'avais perdues.... *Congratulamini mihi, quia inveni ovem meam, quæ perierat...*

(*) Les quatre médecins auxquels on parle ont tous été médecins de nos armées.

6°.

EXPLICATIONS HYPOTHÉTIQUES.

CLXVII) Enfin, voici un des points les plus importans et les plus délicats de la doctrine des contemporains et de celle de M. Broussais: la première est évidemment assise sur une base large, solide, sur les faits; la seconde sur une base étroite, peu solide, en grande partie sur les hypothèses. Malgré cela le novateur prétend que celle des contemporains n'a point de base solide, tandis que la sienne repose sur des fondemens *immuables*, *inébranlables*, etc. Prenons les choses d'un peu loin, avant d'examiner les moyens dont M. Broussais s'est servi pour prouver que ses hypothèses offrent un fondement plus solide que les faits des contemporains.

CLXVIII) Les explications hypothétiques ont été mises en usage par les systématiques de tous les temps, de tous les lieux : et, quoique abandonnées aujourd'hui de toutes les sociétés savantes pour les faits et leurs conséquences immédiates, M. Broussais en a largement usé, ou plutôt abusé. Comment cela ne serait-il pas? M. Broussais a une ame si ardente, une imagination si vive, des désirs si effrénés.... Dans ses desseins ambitieux, il s'est dit comme le satyrique Gilbert :

« Mon sort est d'être grand, il faut qu'il s'accomplisse. »

Cependant il est si difficile de se faire une grande réputation médicale? Deux routes y conduisent : l'une étroite, difficile, est hérissée d'épines; c'est celle de l'observation rigoureuse des faits : l'autre large, facile, ne présente que des fleurs; c'est celle des explications hypothétiques. Dans l'une, la vie de l'homme le plus laborieux suffit à peine pour former un très bon médecin; et ce n'est que rarement et par intervalle qu'on y voit briller et dominer quelques génies distingués. Dans l'autre, au contraire, avec des talens ordinaires, une imagination féconde, l'amour du travail, et surtout avec de la persévérance, de la finesse et de l'audace, on peut facilement se faire un nom, des partisans, et même devenir célèbre. Il fallait choisir entre ces deux routes.... M. Broussais ne balance point; il s'élance hardiment dans la voie large.... Mais, dès les premiers pas qu'il y fait, une grande difficulté se présente! Dans le dernier siècle, toutes les sciences avaient pris, en Europe, une direction opposée à celle que M. Broussais venait de prendre. Elles avaient renoncé aux causes premières, c'est-à-dire aux explications hypothétiques, pour ne s'attacher qu'aux faits et aux conséquences immédiates qui en découlent. De cette nouvelle direction, avaient résulté les progrès des lumières du dix-neuvième siècle, et le goût dominant pour tous les genres d'observation. La médecine pratique n'avait pas été étrangère à cette révolution générale. Elle venait tout récemment de se réunir aux autres sciences naturelles, et on la voyait déjà, dans l'école de Paris et dans presque toute la France, dégagée des systèmes et des hypothèses, basée sur des faits, et rendue ainsi à sa destination primitive, marcher à pas de géant, et devancer même quelques-unes des autres sciences ses rivales. Il fallait donc, non-seulement arrêter la médecine dans la marche aussi ferme que rapide qu'elle venait de prendre, mais encore la faire rétrograder et remonter contre le torrent des lumières du siècle, et en sens inverse des autres sciences. Tous les médecins avaient laissé les causes premières et les hypothèses pour les faits et l'observation; et il fallait leur faire laisser les faits et l'observation pour les causes premières et les hypothèses. Ils expliquaient peu, et observaient beaucoup; et il fallait les faire beaucoup expliquer et peu observer. En un mot, ils faisaient usage de leur raison plutôt que de leur imagination; et il fallait les engager à se servir sans cesse de leur imagination plutôt que de leur raison. M. Broussais sentit toute la difficulté de sa position; il prévit les obstacles qu'il rencontrerait, néanmoins il ne se découragea pas. Il conçut le plus hardi et le plus inconcevable des projets; savoir de faire rétrograder la génération médicale actuelle, non-seulement sans qu'elle s'en aperçût, mais même en lui faisant croire qu'elle avançait concurremment avec les autres sciences. Tous les moyens propres à obtenir cet étonnant résultat furent recherchés avec soin, trouvés, et mis adroitement en usage. Idées erronnées et fallaces; assertions gratuites; propositions fausses, ou trop générales; parallogismes, sophismes; explications hypothétiques; promesses illusoires; magie des mots; découvertes extraordinaires, et miracles cliniques; prestiges qui faisaient recevoir, sans qu'on s'en doutât, une doctrine hypothétique à la faveur de ces découvertes et de ces miracles; hardiesse, assurance, effronterie imperturbable; exagérations; cours publics; enthousiasme porté à l'excès, soit par le maître, soit par les élèves; emploi de tous les moyens propres à rabaisser et à avillir les autres médecins, les autres doctrines, et à donner du lustre à celle de M. Broussais, à M. Broussais lui-même, et à ses partisans; diatribes, injures, sarcasmes, invectives contre tout ce qui n'était pas broussaisiste; éloges outrés pour tout ce qui l'était; exaltation des élèves; clameurs des journalistes; adoption des idées physiologiques les plu en vogue; doctrine trompeuse, mais attrayante par sa simplicité et sa facilité; théorie offerte dans un moment où tout le monde en manquait, et sentait le besoin, la nécessité d'en avoir une; enfin, usurpation et appropriation de toutes les découvertes du siècle : voilà les principaux moyens que la tactique de M. Broussais employa pour parvenir à ses fins. Et, faut-il l'avouer, à la honte de notre siècle, ses succès ont été tels dans l'espace de cinq années, qu'on a craint un moment de voir la médecine d'observation quitter le sol français. Ce n'est pas ici le lieu d'examiner tous ces moyens que nous venons d'annoncer. Quelques-uns l'ont déjà été (CXXIII, CXXIV, CXL, CXLV, etc.); d'autres le seront plus bas (CLXXVII, CLXXVIII); les seules explications hypothétiques vont nous occuper ici. Nous n'essayerons pas de démontrer que M. Broussais a fondé sur elles sa doctrine. Cela le sera ailleurs (*lettre* 17e). Nous ne prouverons pas non plus qu'il s'est presque toujours trompé en faisant ces explications : car, celui qui erre et se contredit sans cesse dans les jugemens qu'il porte (CXXIV) et les raisonnemens qu'il fait (CXL, CXLV), sur les choses qui tombent sous les sens, pourrait-il ne pas se tromper quand il prétend pénétrer les secrets les plus impénétrables de la nature? et ne mérite-t-il pas, lorsqu'il parle avec tant d'assurance sur une matière aussi ardue et aussi obscure, le reproche adressé à ce philosophe, qui, en observant les astres, se laissa tomber dans un puits :

> Tandis qu'à tes pieds à peine tu peux voir,
> Penses-tu lire au-dessus de ta tête ?

D'ailleurs, des vérités si profondes et si cachées pourraient-elles être découvertes par celui *qui rend un culte habituel à l'erreur?*

CLXIX) Il nous suffira de faire sentir, par quelques exemples, comment M. Broussais a procédé pour persuader à ses partisans *que ses explications hypothétiques ont autant de solidité que les faits qui servent de base à l'ancienne doctrine.*

CLXX) 1°, *Explications hypothétiques, données pour des faits.* Nous avons déjà vu (CXLVII) que M. Broussais donne dans son ouvrage *ses propositions générales et ses raisonnemens* pour des faits. Cette prétention, quoique évidemment fausse par les raisons que nous avons présentées (CXXIII), et surtout par l'exposition que nous avons faite des fausses propositions (CXXIV), des contradictions (CL), des parallogismes (CXL), et des sophismes (CXLV) de son *Examen :* cette prétention, dis-je, peut cependant être soutenue dans quelques cas; par exemple, quand, ainsi que cela a lieu pour quelques points de l'ancienne doctrine, par un assentiment constant et unanime, les *propositions générales* ont été démontrées bien faites, et les *conséquences immédiates* bien déduites des faits. Car, dans ces deux cas, on peut dire que les *propositions générales* et les *raisonnemens* sont *le vrai résultat des faits*, c'est-à-dire *les faits réduits en principes* (CXXI). Mais la prétention de faire passer *les hypothèses pour des faits* est la plus insoutenable et la plus folle qu'on puisse imaginer : rien ne peut la justifier; et il fallait un esprit aussi bizarre, une tête aussi désordonnée que l'esprit et la tête de M. Broussais, pour la concevoir, la soutenir, et espérer en venir à bout en dépit du bon sens et de la raison. Telle a été cependant et telle est encore la prétention de M. Broussais sur ce point : il le dit formellement; et les explications hypothétiques suivantes sur les *dégénérescences* et sur le *scorbut*, ne laissent aucun doute à cet égard.

En expliquant les *dégénérescences*, M. Broussais s'exprime ainsi : (*Exam.*, p. 694, 695) « Lorsque les tissus blancs, naturellement abreuvés d'albumine, ne sont irrités qu'à un faible degré, le sang n'y paraît pas ; mais l'*albumine s'y accumule, et les résultats de cette congestion sont les tubercules, les cartilages, les fibrocartilages, les ossifications, le squirrhe, les encéphaloïdes, les mélanoses, les kystes, les tissus érectiles, etc.* ; si la *lymphe s'extravase en quantité assez considérable, ce qu'il y a de plus fluide est résorbé, et les sels calcaires, en se réunissant d'après les affinités chimiques, forment les noyaux* calculeux *que l'on rencontre quelquefois au milieu de la matière tuberculeuse des ganglions lymphatiques, etc. que certains phthisiques expectorent.* Après ces explications évidemment hypothétiques, M. Broussais ajoute cette phrase extraordinaire : « *En somme et pour résumer ces faits, car ce sont des faits aussi certains que la circulation et l'absorption, etc.* » -- Donc il est démontré, par ce fragment du *Nouvel Examen*, *que M. Broussais donne ses explications hypothétiques pour des faits incontestables* : quod erat probandum.

En expliquant la nature du scorbut (p. 579 *de l'Exam.*), M. Broussais voit, dans cette maladie, *un vice de nutrition qui réside particulièrement dans la fibrine et la gélatine ; il y voit les sels qui encroûtent les os, les cartilages, les ligamens, les défendre contre la dégénérescence scorbutique ; il y voit diminuer les affinités vitales qui retiennent le sang dans le système capillaire, et qui l'empêchent d'enfiler les nombreux vaisseaux collatéraux qui s'ouvrent sur les surfaces.* Enfin, après avoir vu tout cela dans le scorbut, il ajoute ces paroles remarquables : *Voilà, ce me semble, des faits bien démontrés.* -- Si toutes ces choses sont des faits bien démontrés pour M. Broussais, on ne doit donc plus être surpris de lui entendre dire :.... 1°, (p. ix *de sa préface*) qu'on trouvera, dans la seconde partie de l'*Examen*, qui ne renferme que des *propositions générales, des raisonnemens et des hypothèses*, les preuves de la première, c'est-à-dire *ces propositions, ces raisonnemens et ces hypothèses*, qui sont les faits de M. Broussais;... 2°, (p. 665 *de l'Exam.*) *que sa doctrine n'a rien d'exclusif que sa dépendance de l'observation rigoureuse des faits*; c'est-à-dire sa dépendance des *propositions générales, des raisonnemens et des hypothèses* qui sont toujours les faits de sa Nouvelle Doctrine.

A ce moyen tout-à-fait empirique, fondé sur la seule autorité d'un homme en opposition avec les faits et la logique; à ce moyen, dis-je, que M. Broussais a jugé sans doute bien propre à donner du relief à ses explications hypothétiques, il en a joint beaucoup d'autres prétendus rationnels, mais non moins ridicules : nous allons exposer les principaux.

CLXXI) 2°, *Explications, par les sympathies.* Les sympathies sont pour M. Broussais ce qu'étaient autrefois les lieux communs pour les sophistes; il a recours à elles toutes les fois qu'il est embarrassé dans ses explications, et il s'en sert pour tout expliquer. Seulement, il n'a pas fait attention que les sympathies n'expliquent rien; parce que, dire qu'un phénomène pathologique s'opère par elles, c'est avouer qu'on ignore comment il s'opère, prouvons ceci par deux exemples.

Voulez-vous savoir pourquoi la chaleur est la cause de la gastro-entérite? C'est parce qu'elle produit l'irritation de la peau qui enflamme ensuite sympathiquement la muqueuse gastrique. Quoique cette explication ne vous apprenne rien, elle sert à M. Broussais pour contenter et *repaître de chimères, l'esprit avide des observateurs* imberbes qui marchent sur ses traces (*Exam.*, p. 588).

Voulez-vous encore savoir pourquoi le froid appliqué sur la peau produit la pleurésie, le catarrhe pulmonaire, la gastrite, etc.? C'est, répond M. Broussais, parce qu'il agit comme sédatif sur cet organe, y diminue les propriétés vitales qui sont par suite augmentées sur la séreuse pulmonaire, ou sur les muqueuses pulmonaires, gastrites, etc. Après ces raisons, qui ne vous rendent guère plus savant que vous n'étiez, si vous demandez à M. Broussais l'explication de son explication, il vous répondra (p. 68 *et* 99 *de l'Exam.*) : « Pendant que le froid affaiblit ou diminue l'irritation dans l'organe cutané, *les lois qui président à la conservation*

» *de la vie déterminent une surexcitation* dans la mu-» queuse, la séreuse, etc. du poumon, de l'estomac, etc. » Ici vous seriez encore en droit de lui demander : *Quelles sont ces lois qui président à la conservation de la vie, et comment elles agissent?* mais il vous traiterait d'ignorant et vous renverrait à la physiologie pathologique qu'il publie par livraisons, c'est-à-dire aux systèmes, aux hypothèses dont elle se compose. Méfiez-vous cependant des lumières qu'il vous offre ; c'est moins une voie d'instruction qu'il vous propose, qu'un piége qu'il vous tend. Sa physiologie pathologique est une science purement conjecturale, un vrai tissu de systèmes et d'hypothèses. Les médecins physiologistes ressemblent aux péripatéticiens que l'on comparait autrefois à un athlète qui, connaissant tous les détours d'un antre obscur, y attirerait son adversaire, pour le combattre ensuite avec avantage. Refusez donc de vous enfoncer dans le dédale ténébreux de leur physiologie : vous y seriez infailliblement vaincu par eux, parce qu'ils connaissent mieux ce terrein que vous. En un mot, n'acceptez le combat, et ne combattez qu'au grand jour, et à la clarté du flambeau de la médecine d'observation. La vérité aime autant la lumière, que l'erreur aime les ténèbres ; et la première a autant d'avantage à combattre au grand jour, que la seconde en a à joûter dans la nuit la plus sombre.......

CLXXII) 3°, *Explications, par les métastases.* On se bornera à un seul exemple tiré des pages 112 et 113 de l'*Examen :* « Dans un homme pléthorique en sueur, dont la peau » est tout-à-coup resserrée par le froid, il faudrait une urine » abondante et subite, ou une exhalation pulmonaire co-» pieuse que la pléthore, la compression des vésicules bron-» chiques ou l'étroitesse de la poitrine ne permettent pas. » Que fait la nature? *elle se méprend, elle dirige l'action » vitale* sur les follicules muqueux de la membrane des » bronches, sur la plèvre, dans le tissu cellulaire. Et voilà » un catarrhe, une pleurésie, une hydropisie qui sont pro-» duits. » D'après la proposition 92 de l'*Examen,* les médecins physiologistes verront, dans cette explication, une métastase. Les solidistes et les humoristes, quoique envisageant la chose sous un autre point de vue, y verront également une maladie métastatique : les premiers, parce que l'irritation qui produisait les sueurs se transporte sur la plèvre, la muqueuse bronchique, etc., qu'elle enflamme; les seconds, parce que l'humeur déplacée produit le même effet que l'irritation chez les solidistes.

En réfléchissant sur l'explication de M. Broussais, on voit :.... 1°, qu'il est obligé de faire voyager son irritation favorite par une voie ontologique (*ce qui n'est pas bien honorable pour un médecin physiologiste*), et de dire ontologiquement, que, dans cette circonstance, *la nature se méprend et dirige l'action vitale sur la muqueuse des bronches*;... 2°, qu'il est encore obligé de déroger à son insigne modestie, en annonçant lui-même que son explication est telle qu'il n'est pas possible d'en faire une meilleure. « Il n'y » a point, ajoute-t-il, d'autre manière de rendre raison de » la production des inflammations, dans cette circonstance » que je viens de citer (*Exam.*, p. 113). »

Quoi! M. Broussais serait le seul dont la riche imagination aurait découvert le secret de la nature? et il ne serait donné à aucune autre imagination d'imaginer comme lui? Si nous écoutions notre faculté imaginatrice, nous pourrions facilement offrir à M. Broussais deux ou trois explications imaginées, qui, sûrement ne ressembleraient pas à celle qui est le produit de son imagination; mais contentons-nous de lui citer ici l'explication des humoristes, qui, pour être autant en discrédit aujourd'hui qu'elle a été en vogue autrefois, n'en est ni meilleure ni pire. Dans le cas dont il s'agit, disent-ils, la surabondance des humeurs s'évacuait par les exhalans de la peau. Cette voie lui étant fermée par la constriction des pores cutanés qu'occasionne le froid, *les forces médicatrices de la nature* dirigent les humeurs exubérantes sur la séreuse, sur la muqueuse pulmonaire, etc.; où, soit par leur quantité ou leur qualité irritante, ces humeurs produisent une inflammation séreuse, muqueuse, etc.... D'après ce qui vient d'être dit, on voit que M. Broussais et les humoristes expliquent différemment les effets de l'action du froid sur la peau, ainsi que leur résultat consécutif sur les muqueuses, etc.; et l'explication des derniers vaut bien celle du premier.

Donc M. Broussais a tort quand il veut donner une trop grande importance à son explication, et plus grand tort encore quand il prétend : *qu'il n'est point d'autre manière que la sienne de rendre raison de la production de l'inflammation dans la circonstance dont nous venons de parler.* Finissons cet article des métastases par l'observation suivante : -- Puisque, dans cette explication, le chef de la nouvelle *Doctrine* s'est donné les airs de penser, de juger, et d'agir ontologiquement, pensons aussi, jugeons, et agissons ontologiquement nous-mêmes ; c'est-à-dire ne donnons pas aux explications plus d'importance qu'elles ne doivent en avoir : c'est sur les faits et non sur les explications qu'est basée la bonne médecine, c'est-à-dire la médecine des ontologistes ; c'est donc particulièrement sur les faits et non sur les explications que nous devons nous arrêter et insister d'une manière particulière.

CLXXIII) 4°, *Explications, par des idées physiologiques transcendantes.* La médecine physiologique est souvent hors la portée du vulgaire ; en voici un exemple : -- Demandez à M. Broussais *comment l'inflammation produit le froid?* il vous répondra du point éminent où il s'est placé : *Parce qu'alors les puissances génératrices du calorique animal sont enchaînées* (*Ex.*, p. 301) ; vous ouvrez une grande bouche et de grands yeux ? je le vois bien et devine pourquoi : c'est que vous n'entendez rien à cette mystérieuse réponse. La raison en est évidente : vous n'êtes pas médecin physiologiste.... Si cette réponse ne vous apprend rien, elle servira du moins à vous rappeler ce passage de Molière : Pourquoi l'opium fait-il dormir ? parce qu'il a une vertu soporifique : *quare opium facit dormire? Quia habet virtutem dormitivam....* « De » pareilles explications, ajoute M. Broussais (*Examen*, p. 249), » sont d'ailleurs, pour les médecins physiolo- » gistes, de ces vérités triviales sur lesquelles personne ne » s'avise de jeter aucun doute, et qui ressemblent à l'expli- » cation que Molière nous a donnée des effets dormitifs de » l'opium. »

CLXXIV) 5°, *Explications, par la chimie vivante.* Jusqu'ici on avait cru que les calculs arthritiques, qui ont présenté à l'analyse *beaucoup d'urate de soude et d'urate de chaux* avec une petite quantité de substance animale, étaient le résultat d'une sécrétion vicieuse des exhalans qui déposaient ces trois substances dans les articulations; mais, d'après M. Broussais, ces trois parties constituantes ne sont que de l'albumine desséchée. « Lorsque l'irritation, dit-il, a régné dans le tissu des » membranes articulaires, il y a extravasation de l'albumine, » et cette humeur se dessèche par l'absorption, et se convertit » en concrétions calcaires (*pr.* 190). » Nos premiers chimistes, comme MM. Fourcroy, Vauquelin, Thénard, etc., auront beau observer à M. Broussais que l'extravasation et le dessèchement de l'albumine ne saurait jamais donner que de l'albumine desséchée, ou du moins le résidu solide des parties élémentaires qu'elle contient, et jamais beaucoup d'urates *de soude et de chaux :* celui-ci leur répondra : -- Vous me parlez là le langage de la chimie morte, de cette chimie bannale et ontologique, qui ne saurait être appliquée aux corps vivans. Mais il est une autre chimie transcendante réservée et uniquement accessible aux médecins physiologistes, c'est la chimie vivante (*prop.* 6, *etc.*). Or, cette chimie, qui est ma propriété, m'a conduit à cette belle découverte : *que l'albumine extravasée dans les articulations se désseche et se convertit en concrétions calcaires*, c'est-à-dire dans *les urates de chaux et de soude* qu'ont trouvés, dans le peu d'analyses qui ont été faites des concrétions arthritiques, MM. Tennant, Wolaston et Pearson, Fourcroy et Vauquelin (voy. *Dict. des scien. méd.*, article *goute*. p. 158, etc.) : *Fiat lux...* Nous pourrions opposer ici à M. Broussais, un des plus puissans appuis de sa *Doctrine :* M. Boisseau, quelque dévoûment qu'il eût pour son chef, n'a point eu assez de foi pour croire à la chimie vivante : « Il n'a pu se déterminer à admettre cette chimie, » qui est *le premier ministre de la force vitale* de son » maître; qui est *le phénomène le plus reculé* qui *frappe* » *nos sens*, c'est-à-dire le premier *instrument*, l'instrument » *invisible*, *immatériel* de la force vitale, instrument » que nous ne connaissons que *par la voie du raisonnement;* qui est, en un mot, l'instrument par lequel la » force vitale, en agissant sur la matière, produit les instrumens secondaires purement matériels, perceptibles à nos

» sens, et où nous pouvons découvrir ce qu'on appelle les » propriétés vitales des tissus. M. Boisseau, dis-je, a refusé » sa croyance à toutes ces choses merveilleuses qui se sont » constamment dérobées à ses sens : et, dans l'obstination » de son incrédulité, il n'a pu s'empêcher de regarder la » chimie vivante de son maître comme *le résultat stérile de* » *méditations purement spéculatives, du rapprochement,* » *des théories les plus opposées.* Enfin, *la théorie indigeste* » de M. Broussais est, selon M. Boisseau, le tribut qu'un » homme de génie paie involontairement à l'humanité, qui, » en faveur des services éminens qu'il lui a rendus (*Nous avouons ces services rendus à l'humanité ; mais M. Broussais lui ferait cent fois plus de mal qu'il ne lui a fait de bien, si, comme il le prétend, il parvenait à changer la médecine et à la baser sur sa physiologie, qui, de l'aveu de M. Boisseau, n'est que* le produit, le langage de l'imagination) », lui pardonnera d'avoir parlé le langage de l'ima- » gination (*Journ. univ., mars* 1822, p. 283). » Mais, en nous arrêtant sur cette matière, ce serait revenir sur le 3e article de cette lettre, et tomber dans le piège que nous a tendu M. Broussais, c'est-à-dire nous enfoncer dans cet antre ténébreux, dans ce labyrinthe inextricable de sa physiologie, que nous avons déjà signalé (CLXXI).

CLXXV) 6, *Explications, par le sens interne gastrique.* S'agit-il de donner la théorie de l'asthme, dont les attaques ont toujours présenté quelque chose d'inexplicable aux médecins les plus hardis et les plus sagaces ? voici comment M. Broussais décide la chose. Je dis décide ; parce que ce n'est pas une simple conjecture qu'il propose, mais une décision qu'il émet sans y joindre le plus léger correctif. « La » difficulté de respirer, dit-il, à laquelle on attache *l'idée* » *d'asthme convulsif, tient à une constriction spasmodique* » *des rameaux et des vésicules bronchiques qui sont doués* » *d'une force contractile évidente....* Le peu d'air qui entre » dans l'appareil respiratoire, passe avec la plus grande peine » *dans un état de condensation,* et en faisant entendre un » sifflement remarquable (*Exam.*, p. 579). » — Vous tremblez déjà, je le vois bien, devant un homme aussi déterminé que M. Broussais ? Si vous osiez, vous lui observeriez que *cette constriction convulsive des rameaux et des vésicules bronchiques, et leur force contractile évidente*, vous paraissent une hypothèse gratuite, *indigne du médecin physiologiste, qui doit se taire sur ce qui ne lui est pas démontré ni par les sens, ni par l'induction* (*Examen*, p. 569) : mais gardez-vous bien de lui faire une pareille observation ; il se mettrait en colère, et d'un mot il pourrait vous faire repentir de votre témérité. Ignorez-vous que toutes ces choses qui vous étonnent, et sur lesquelles il parle avec tant d'assurance lui sont démontrées par les sens ? Ce qui est hypothèse pour nous ontologistes, est un fait pour les médecins physiologistes qui ont des yeux de lynx, et voient très distinctement à travers les parois du thorax, *cette constriction convulsive des rameaux et des vésicules bronchiques, et leur force contractile* ; la raison en est toute simple. Nous autres ontologistes, nous n'avons que cinq sens ; mais les médecins physiologistes en ont un sixième bien supérieur à nos cinq réunis : *c'est le sens gastro-intestinal* (*Exam.*, p. 650) *régulateur de l'économie* (*prop.* 290). Au moyen de la sensibilité de la tunique *de ce sens interne gastrique* (*Exam.*, p. 665), les médecins physiologistes voient mieux que les somnambules de Mesmer, de M. de Puységur, de l'abbé Faria, à travers les corps opaques, tout ce qui se passe dans l'intérieur du corps humain. Il n'est donc pas surprenant qu'ils aient vu dans ce corps humain, devenu transparent pour eux, la *constriction convulsive des rameaux et des vésicules bronchiques, leur force contractile, la condensation de l'air dans la cavité pulmonaire*, et mille autres choses plus curieuses encore. On pourra donc annoncer désormais cette vérité mystérieuse de la médecine physiologique, savoir : qu'il est démontré, pour nous, qu'ils donnent des hypothèses pour des faits, et qu'ils basent leur médecine sur des explications hypothétiques ; tandis que, par le moyen de leur sens interne, il est démontré pour eux que ces hypothèses sont des faits, et que par conséquent les explications hypothétiques qui servent de base à leur doctrine sont au moins aussi solides que les faits de leurs contemporains.

CLXXVI) *Explications, par la physique vivante.* M. Broussais a découvert le premier la physique vivante. Or, il y a une grande différence, selon lui, entre les lois de celle-ci qu'on peut appeler physique des corps morts en rapport avec les corps vivans, etc., et les lois de l'ancienne physique qu'on doit désigner désormais par la dénomination absolue de physique morte ou des corps non vivans. Car, les lois de l'une sont souvent opposées aux lois de l'autre. Citons-en un exemple. — Selon les lois de la physique morte, l'*air se dilate par la chaleur;* selon celles de la physique vivante, *il se condense au contraire:* c'est ainsi que M. Broussais a vu, toujours sans doute à l'aide de son sens régulateur qui lui sert mieux que le meilleur microscope, le peu *d'air qui entre dans l'appareil respiratoire* d'un asthmatique, passer, avec la plus grande peine, *dans un état de condensation* (*Exam.*, p. 579).

Nous pourrions dire ici, en empruntant le langage de M. Broussais, « ou je suis bien trompé, ou c'est là ce qu'on » peut appeler avec juste raison la médecine imaginaire (*Exam.*, p. 277). » Peut-être aussi pourrions-nous rire un peu à ses dépens? mais, en jetant les yeux sur la page 634 de son *Examen*, nous le voyons demander quartier de si bonne grâce, que nous ne pouvons nous empêcher de nous apitoyer sur sa position critique dans cette circonstance. « Quand » notre manière de voir, dit-il, ne serait pas appuyée sur » des milliers de faits, quand elle ne serait *qu'un rêve*, du » moins ce serait *un beau rêve* digne de l'attention des phi- » lanthropes, et qui ne mériterait point d'être tourné en ridi- » cule. » Quoique M. Broussais ne respecte rien, ni parmi les anciens, ni parmi les modernes; quoiqu'il ne s'apitoye sur aucune réputation, sur aucune doctrine, nous respecterons ici *son rêve* en faveur de l'*exemple rare de modestie* qu'il vient de nous offrir. Nous lui accordons donc *que la condensation de l'air dans la cavité pulmonaire est un rêve.* Mais, malgré notre philanthropie, nous ne pouvons dire avec lui que *ce rêve est beau.* Ce serait trahir les intérêts de la vérité, et faire tourner en ridicule notre complaisance. M. Broussais pourrait d'ailleurs en abuser; car, lui et ses partisans sont des gens qu'il ne faut pas trop flatter, parce qu'ils se flattent trop eux-mêmes : avec eux il faut toujours se tenir sur ses gardes ; ils sont toujours prêts à profiter des avantages qu'on leur donne, et du nombre de ceux dont le bon Lafontaine a dit :

Laissez leur prendre un pied chez vous,
Ils en auront bientôt pris quatre.

7°.

FAUSSES PROMESSES.

CLXXVII) Si la justesse de jugement est nécessaire dans un homme qui prétend refaire toute la médecine, la fidélité dans les promesses ne lui est pas moins indispensable. Car, en faussant ses promesses, il se joue de tous ses engagemens, et paye, par la duplicité et le mensonge, la confiance aveugle qu'on a en lui. M. Broussais a senti cette dernière vérité, quand il a reproché à M. Pinel le vice dont nous parlons. Voici comment il s'exprime, page 636 de son *Examen :* « Le professeur de Paris, dit-il, n'est pas le seul » écrivain de notre siècle qui annonce toujours qu'il *va* » *faire* une chose, et jamais ne *la fait ;* c'est un genre qui » est devenu fort à la mode et qui *a fait* fortune. *Un homme* » *fort* exécute sans avertir, ou du moins il se contente d'un » simple avertissement ; *un homme faible, un charlatan* » répète à chaque instant qu'il *va faire, etc. ;* mais il a d'ex- » cellentes raisons pour se dispenser de prendre tant de » peine. » -- D'après ce passage, où l'on voit le verbe *faire* répété quatre fois dans cinq lignes, sans doute par une élégance particulière au style de la *Nouvelle Doctrine*; d'après ce passage, dis-je, si nous demandions à M. Broussais quels sont les médecins, *qui annoncent toujours qu'ils vont faire une chose et jamais ne la font ;* qui ensuite lui font tirer la conséquence *qu'ils sont des hommes faibles, des charlatans?* il nous répondrait, sans doute, que ces médecins sont des ontologistes, des membres de cette *pitoyable ontologie* dont il fait si peu de cas.... Mais si nous observions à M. Broussais que nous connaissons un médecin physiologiste qui promet toujours qu'il va faire une chose et jamais ne la fait ; et que ce médecin est aujourd'hui à la tête de la médecine physiologique, il sentirait bien que c'est de lui que nous voulons parler. *Il se fâcherait, murmurerait, s'impatienterait, hausserait les épaules, lancerait des sarcasmes* (*Ex.*, p. 703). Mais nous pourrions encore lui dire, toujours d'après le texte de son Examen (*Ex.*, p. 703) : « Voilà cependant des faits; » et murmurer, s'impatienter, hausser les épaules, ou lancer » des sarcasmes, n'est pas y répondre :.... » C'est un fait *que M. Broussais traite d'homme faible et de charlatan, celui qui promet toujours qu'il va faire une chose et jamais ne la fait;* c'est encore un fait *que, depuis cinq ans, le même M. Broussais promet de publier son Traité de pathologie et son Recueil d'observations,* et jamais ne les publie (*il les a promis, trois fois dans la première édition de son* Ex., *p.* 212, 418, 460; *presque tous les jours, dans ses cours; et encore deux fois cette année dans son* Nouvel Examen, *pag.* 54, 57). Donc M. Broussais est *un homme faible, un*........ Nous n'osons prononcer le mot que M. Broussais a si hardiment appliqué à M. Pinel et à tous les médecins italiens (voyez 14e *lettre,* p. 157, not. *****). Nous laissons donc à M. Broussais, qui a posé *la majeure* et *la mineure* de ce syllogisme, à en tirer la conséquence, si honorable d'ailleurs pour ce chef de secte et ses aveugles partisans.

8°.

ONTOLOGIE.

CLXXVIII) Nous avons, dans les derniers articles (CLXVII, CLXXVII), fait connaître deux moyens mis en usage par la tactique de M. Broussais. Un troisième va être examiné ici, c'est la *magie des mots :* moyen bannal et usé, mais qui a eu, au commencement de la révolution française, une si malheureuse influence pour porter le peuple à l'anarchie; heureusement que la plupart des médecins français ne sont pas peuple, et que ce corps respectable se trouve aujourd'hui tellement éclairé et constitué, qu'il serait impossible que M. Broussais, par ce moyen, ou par tout autre, introduisît l'anarchie parmi les membres qui le composent.

CLXXIX) Quoiqu'il en soit, M. Broussais a imaginé deux

ordres de mots dont il a voulu se servir comme d'un talisman pour parvenir plus sûrement à bouleverser toutes les idées médicales. Ces mots sont *ontologie* et *ontologiste*, *physiologie* et *physiologiste*. Les deux premiers, devaient frapper de réprobation *tous les médecins passés, présens et futurs qui ont suivi, suivent ou suivront les anciennes doctrines*; les deux seconds, au contraire, étaient destinés à donner du relief, et à entourer d'une espèce de vénération et d'admiration mystérieuse *tous les partisans de* la Nouvelle Doctrine.... Aussi la doctrine physiologique est-elle, selon M. Broussais, *admirable* (Ex., p. 332), *d'une prodigieuse simplicité* (Ann. 4), *excellente* (préf., p. vij), *inébranlable* (idem, p. xij), *assise sur des fondemens qu'il sera à jamais impossible d'ébranler* (Exam., p. 339), *enfin éternelle comme la vérité* (Trait. de physiol. appliquée à la pathologie, par F.-J.-V. Broussais, 1re livraison).... Aussi *toutes les opinions* et *toutes les doctrines ontologiques* sont-elles au contraire, *obscures* (Exam., p. 288); *ténébreuses* (Exam., p. 326); *pernicieuses* (id., pag. 256); *pitoyables* (id., pag. 511); *ennuyeuses* et *dégoûtantes* (id., p. 510); *romanesques* (id., p. 219); *pleines d'incohérences* (id., p. 172), *d'inconséquences* et *de contradictions* (id., p. 565)? *Aussi s'opposaient-elles depuis le commencement des siècles, à ce que la médecine figurât au rang des sciences* (préf., vij)? *ont-elles fait rester la médecine dans le vague et l'incertitude jusqu'à nos jours* (id., p. 468)? et *cachent-elles encore aujourd'hui la vérité, en repaissant de chimères l'esprit avide de l'observateur* (id., p. 588)? *etc.* Toutes ces belles qualifications doivent aussi être appliquées à tous les ontologistes, *dont les succès ni les revers ne peuvent servir ni à les rendre bons praticiens, ni à leur donner les moyens d'en former d'autres* (prop., p. 477), et qui, pour tout dire en un mot, agissent toujours en aveugles dans l'exercice de l'art si délicat de conserver la vie des hommes, *à la manière de ce charlatan que la critique nous représente les yeux bandés et muni d'un bâton dont il frappe, au hasard, ou le malade ou la maladie* (*Exam.*, p. 287).

CLXXX) M. Broussais n'a pas été heureux dans le choix de ces deux ordres de mots, et l'on peut dire qu'ici le ridicule de l'expression a consacré la fausseté de la pensée ; car ni l'un, ni l'autre ne convient pas plus à ses partisans qu'à ses adversaires; ou, en d'autres termes, l'adjectif *physiologiste* convient autant à ses adversaires qu'à ses partisans, et le mot *ontologiste* autant à ceux-ci qu'à ceux-là. D'autres l'ont démontré pour les mots *physiologie*, *physiologiste* (voyez *treizième lettre*, not. ** de la pag. 145), et nous allons le prouver pour les mots *ontologie*, *ontologiste*.

Avant de déterminer les acceptions de ces deux mots (*ontologie* et *ontologiste*), M. Broussais, afin de leur donner beaucoup plus d'importance qu'ils n'en méritaient, a prétendu avoir le premier découvert la chose inouie qu'ils expriment; et il ne paraît pas médiocrement ridicule, lorsqu'on l'entend revendiquer sérieusement cette belle découverte, en disant, dans la préface de son *Examen*, p. vij : « La découverte de cette ontologie médicale, qui s'opposait, depuis le commencement » des siècles, à ce que la médecine figurât au rang des sciences, est ma propriété. Je n'en ai trouvé le germe dans aucun » ouvrage....... » Nous le pensions bien : ce n'est pas dans les ouvrages écrits avant lui, que M. Broussais a pu trouver le germe de cette découverte absurde, c'est plutôt, dans son ignorance de l'être en général, des êtres intellectuels et moraux en particulier, et surtout dans son imagination déréglée, et dans ses erreurs de jugement. Du reste, en accordant aux mots *ontologie* et *ontologiste*, toutes les acceptions que son inventeur a bien voulu leur donner, nous croyons pouvoir adresser à M. Broussais le discours suivant :..... D'après vous, M. Pinel est *le plus grand des ontologistes*, et tous les autres médecins qui n'admettent pas votre Doctrine *sont aussi des ontologistes*. D'après vous encore, M. Broussais est *le premier des médecins physiologistes*, c'est-à-dire l'*antipode* de l'*ontologie*. Hé bien! si nous vous démontrions, à la face de toute la France, que M. Pinel n'est point ontologiste ; que vos contemporains ne le sont pas plus que lui ; et que M. Broussais l'est dans toute la force du terme, que diriez-vous ? Passons aux preuves.

CLXXXI) 1°, *M. Pinel n'est pas ontologiste.* = *Preuve.* -- Ceux-là sont ontologistes qui regardent *les entités factices*, *les entités fausses*, en un mot *les êtres abstraits* et *les idées abstraites*, comme des *êtres réels* (*prop.* 463. — *Exam.*, p. 256, 760, 646, 509, 510, 419). Or M. Pinel ne regarde point *ces êtres abstraits*, *ces idées abstraites*, *etc.*, comme *des êtres réels*; quod sic probo.... A l'article *autocratie du Dictionnaire des sciences médicales*, tom. 2, pag. 461, lig. 12, M. Pinel s'exprime ainsi : « Ce sont ces rapports » communs (*la tendance qu'ont toutes les fonctions à conserver l'individu*) » qui sont exprimés par le terme général » d'*autocratie* de la nature; et, dès-lors, c'est *un simple* » *produit de l'entendement* qui devient nécessaire en patho- » logie comme objet de science, et qui *n'est nullement un* » *être réel*. Il en est de même de beaucoup d'autres termes » généraux qui ont été introduits en médecine, et dont le » sens vague a si souvent donné lieu à des disputes intermi- » nables.... » D'après ce passage, il est évident que M. Pinel regarde *les idées abstraites*, *les êtres abstraits* comme *un simple produit de l'entendement*, et *nullement comme des êtres réels*. Donc M. Pinel n'est point ontologiste. — M. Broussais a d'ailleurs si bien senti la nécessité de cet être de raison, appelé par M. Pinel *autocratie*, et par les contemporains *forces médicatrices de la nature*, qu'il l'a admis lui-même sous le nom de *lois vitales* (Exam., p. 262), *de lois qui président à la conservation de la vie* (id., p. 113), *de principe conservateur* (id., p. 76), *de force générale* (Exam., p. 78), *de force qui veille à notre conservation* (id., p. 113), *etc.* Or, par cette seule raison, oserait-on appeler M. Broussais ontologiste ?

CLXXXII) 2°. *Les contemporains*, *adversaires* de M. Broussais, *ne sont point ontologistes*. = *Preuve* : — « Ceux-là » sont ontologistes qui admettent des grouppes de symp- » tômes qu'on donne pour des maladies sans les rapporter » aux organes dont ils dépendent (*prop.* 463, *et Exam.*, p. 564, 671, etc.). » Or, depuis le premier jusqu'au dernier des prétendus ontologistes, tous ont rapporté aux organes les grouppes des symptômes représentant les maladies, chaque fois qu'ils pouvaient le faire, c'est-à-dire toutes les fois que le siége de ces maladies leur était connu. Par exemple, M. Pinel n'a-t-il pas rapporté aux organes, 1°, les fièvres angio-téniques, gastriques, muqueuses, ataxiques, adéno-nerveuses? 2°, toutes les phlegmasies, les hémorragies, et même la plupart des névroses? etc. Si M. Broussais et autres vont aujourd'hui plus loin que ce nosographe, c'est que l'anatomie pathologique a fait de grands progrès que celui-ci n'a pu suivre dans la caducité de sa vieillesse. D'ailleurs, l'auteur de la *Nosographie médicale*, insérée dans la *Défense des médecins français*, met constamment toutes les maladies en rapport avec les organes affectés; s'il ne va pas aussi vîte que M. Broussais et ses adhérens, c'est qu'il suit les règles d'une observation sévère, et que, fidèle au plan de son ouvrage, il n'offre que la doctrine de ses contemporains. Donc ces contemporains ne sont pas ontologistes : et si M. Broussais et ses ayans-cause prétendaient conclure qu'ils le sont, parce qu'ils ne rapportent pas toutes les maladies aux organes, ne pourrait-on pas, pour la même raison, les comprendre eux-mêmes dans la cathégorie des ontologistes? car, sûrement, ils n'ont pas la folle prétention de connaître le siége de toutes les maladies, et, par conséquent, de les rapporter toutes aux organes.

CLXXXIII) 3°, *M. Broussais est ontologiste.* = *Première preuve.* -- L'*ontologisme* de M. Broussais est si évident, que tous les écrivains de tous les partis se sont accordés pour lui décerner le titre d'*ontologiste*. Nous n'aurons recours ici qu'au témoignage de ses adhérens, que nous prendrons dans son journal de prédilection, et qui plus est, dans les écrits d'un de ses plus zélés partisans........ M. Boisseau regarde la force vitale de M. Broussais comme une *entité fausse et vraiment ontologique*. Voici comment il s'exprime (*Jour. univ.*, 1822, mars, p. 280):........ « M. Broussais définit la force vitale, une cause première inconnue dans son essence. C'est, selon lui, la puissance qui préside à la formation, au développement et à la conservation de l'individu : elle opère l'assimilation des substances nutritives; elle en tire de la gélatine, de l'albumine, de la fibrine; elle donne à ces formes de la matière animale la contractilité; elle règle la forme, la consistance, le volume, la durée de nos organes, et les rétablit dans les conditions nécessaires à l'état de vie et de santé lorsqu'ils en ont été écartés par une cause morbifique. La force préexiste nécessairement à la contractilité; elle commence par la créer, ensuite elle s'en sert comme d'instrument pour se procurer des matériaux avec lesquels elle travaille continuellement à la composition des corps vivans.... » Après avoir cité ce fragment de la physiologie de M. Broussais, M. Boisseau ajoute ces paroles remarquables : « Personne, je l'avoue, n'a » été plus étonné que moi en lisant *ce passage*, qui semble » être une œuvre posthume de Barthez, ou plutôt *qui surpasse* » *tout ce que ce célèbre physiologiste a fait pour mériter le* » *titre d'ontologiste que M. Broussais lui a décerné....* » Donc, de l'aveu de M. Boisseau, M. Broussais est *ontologiste*.

Deuxième preuve. -- Ceux-là sont ontologistes, selon M. Broussais, *qui séparent les maladies des organes*. Or ce novateur systématique, dans son système, sépare les maladies des organes. D'après M. Broussais, les *maladies résultent de l'irrégularité des fonctions* (*prop.* 67), et cette irrégularité des fonctions *consiste en ce qu'une ou plusieurs d'entr'elles s'exercent avec trop ou trop peu d'énergie* (*prop.* 68). Donc, en considérant les maladies, M. Broussais fait abstraction des organes. La péripneumonie, par exemple, consisterait, selon lui, dans le dérangement de la respiration, de la circulation, etc., et non dans l'altération du poumon qui décide l'irrégularité des fonctions pulmonaires, etc.

Troisième preuve. -- *Celui-là est ontologiste qui a créé des entités, ou des êtres abstraits entièrement factices, des entités fausses; et le traité qu'il en donne est de l'ontologie* (Exam., p. 646, etc.). Or M. Broussais *a créé des entités fausses et en a fourni un traité*. Donc il est ontologiste. Je prouve *la mineure*. -- Parmi les différentes entités factices et fausses créées par M. Broussais, *son irritation* tient le premier rang. Cette entité, selon lui, se trouve partout et produit tout dans le corps humain, *la santé et la maladie* : à un degré convenable, c'est *la santé*; en excès ou en défaut, ce sont *les maladies* sthéniques, ou asthéniques (*les irritations, ou les abirritations de M. Broussais*). Dans les maladies sthéniques, est-elle avec afflux d'humeur seulement? c'est l'*irritation simple*. Cette irritation a-t-elle son siége dans les capillaires sanguins, avec rougeur, chaleur, gonflement et douleur? c'est *l'inflammation;* sans ces quatre phénomènes, mais avec exhalation sanguine? c'est *l'hémorrhagie.* A-t-elle au contraire son siége dans les nerfs? c'est *la névrose;* dans les capillaires blancs? c'est *la subinflammation;* dans le tissu cellulaire qu'elle désorganise? c'est *l'irritation désorganisatrice, cause de toutes les lésions organiques.* Se propage-t-elle du tissu où elle a son siége à un tissu plus ou moins éloigné? c'est *la sympathie.* Domine-t-elle dans le lieu qui est devenu le terme de la sympathie au point de faire cesser l'irritation primitive sans évacuation? c'est *la métastase.* Cette métastase s'opère-t-elle avec évacuation sécrétoire, purulente, ou hémorrhagique? ce sont *les crises.* L'irritation primitive se propage-t-elle à tous les tissus analogues? voilà *les diathèses*.... Enfin, cette irritation, portée dans les divers organes, y produit *toutes les maladies* (*qui ne diffèrent essentiellement que par le siége*), excepté le scorbut, l'asphyxie, la syncope, et quelques autres affections asthéniques essentielles non encore classées. On voit donc que, si jamais médecin systématique a créé ou admis *une ame, une archée, un principe vital,* ou *tout autre être abstrait ou non abstrait,* qu'il peut faire mouvoir à volonté pour tout expliquer dans son système, il n'y en eut jamais de plus universel, ni de plus commode que l'*irritation* de M. Broussais. C'est donc M. Broussais que l'on peut, à bon droit, appeler ici ontologiste; et c'est à lui qu'on peut appliquer ce qu'il a dit de ceux auxquels il donne si mal à propos cette qualification. En un mot, c'est lui qu'on doit présenter comme *personnifiant des abstractions, créant des sylphes, des génies, les faisant mouvoir à volonté, et traitant la médecine dans le genre des* Mille et une nuits (*Exam., prem. édit.*, p. 37, 38); et c'est de *son irritation* chérie (*qu'on trouve partout, qui se transporte dans toutes les parties du corps pour y prendre la forme de toutes les maladies*) qu'on peut dire avec plus de vérité qu'il ne l'a dit des métastases gouteuses de M. Pinel : *c'est le farfadet le plus malin, le génie le plus redoutable, dont on puisse trouver d'exemples dans les mythologies passées, présentes et futures* (*Exam.*, p. 510)....

Désire-t-on avoir un exemple de la manière dont M. Broussais fait mouvoir ce *farfadet* dans les gastro-entérites traitées par les stimulans ? voici comment il s'exprime en son *langage ontologique*, qui est au moins aussi *ontologique* que celui *des ontologistes* les plus rafinés : « L'estomac, tourmenté par ces » remèdes, *verse l'irritation* (son *farfadet*) sur les exha- » lans et les sécréteurs (*prop.* 393). Mais *s'il la lance* (*son* farfadet *bien entendu*) » sur le poumon, le cerveau, les » extrémités, *elle* (c'est encore son *farfadet*) *se convertit* » *alors* souvent en phthisie, en manie ou apoplexie, en » goutte (*prop.* 295)....» Enfin laissons M. Broussais enfoncé jusqu'aux oreilles dans le bourbier de l'ontologie qu'il a découvert, qu'il réclame comme sien (*Exam.*, *préf.*, p. vij), et dont personne ne lui conteste la propriété parce qu'il l'a rendu trop dégoûtant (*Exam.*, p. 510, etc.)........ Comme Chaumeton prononçait ces mots, il vit venir à lui, avec la rapidité de l'éclair, une ombre couverte de lauriers et resplendissante de lumière ; c'était le *glorieux Mazet, mort au champ d'honneur....?*

(*La suite ne sera donnée qu'à la troisième livraison.*)

Nous avons l'honneur d'être, etc.

QUINZIÈME LETTRE.

DE L'IMMINENCE D'UNE ANARCHIE EN MÉDECINE, ET DES DIVERS PARTIS QUI PARAISSENT DEVOIR SE DISPUTER LE SCEPTRE MÉDICAL.

Monsieur,

Pendant le règne de la nosographie philosophique, le pinélisme seul dominait en France, et semblait avoir étouflé la voix de presque toutes les autres sectes médicales. Depuis que ce règne a cessé, il s'est formé plusieurs partis qu'il importe à tout médecin de connaître. Ces partis sont : celui des *pinélistes*, celui *des broussaisistes*, celui *des montpelliéristes*, celui *des contemporains* et celui *des éclectiques*. Chacun d'eux a sa doctrine, qui se compose : 1°, de *sa philosophie médicale*; 2°, de *sa physiologie pathologique*; 3°, de *sa graphie* ou *partie descriptive*; 4°, de *sa classification*. Jetons un coup-d'œil sur ces doctrines, et considérons-les successivement sous ces quatre rapports.

CLXXXIV) *Doctrine des Pinélistes* ou *de l'École de Paris*. = *Philosophie.* — Les principes fondamentaux en sont excellens; ils ont présidé à la plupart des découvertes du siècle. 1°, Elle ne donne pour base, à la médecine, que les faits : les opinions systématiques et hypothétiques ne doivent y jouer qu'un rôle secondaire; parce qu'elles changent et suivent les progrès des découvertes, tandis que la médecine reste immuable sur ses fondemens. 2°, Elle a distingué les maladies simples, et consacré pour toujours l'existence des complications. 3°, Elle a banni la polypharmacie de la médecine-pratique, et ramené celle-ci à l'usage des médicamens simples. = *Physiologie.* -- M. Pinel se méfiait des idées physiologiques, parce qu'elles ont presque toujours égaré les médecins. Aussi sa physiologie pathologique est-elle trop bornée, parce qu'il n'a emprunté à la physiologie proprement dite, que ce qu'elle présentait de plus certain, et ce qu'il lui en fallait (*les phénomènes sensibles des fonctions*) pour y baser sa pathologie et décrire les maladies sans les expliquer. = *Graphie.* -- Elle est incomplète, mais si exacte, qu'elle a servi et pourra toujours servir à l'histoire des maladies. Les contemporains, presque tous élèves de M. Pinel, viennent de porter la partie graphique à un très haut degré de perfection, ce qui doit suffire à la gloire de ce nosographe (Voyez *la partie graphique de notre* Nosographie, *et le cadre de chaque maladie*). = *Classification.* -- Elle a débrouillé le cahos des maladies, et se distingue par sa grande simplicité. En général, ses cinq classes et la plupart de ses genres basés sur le siége des maladies, serviront long-temps en médecine. On pourra supprimer la première classe des fièvres s'il vient à être prouvé qu'il n'en existe pas d'essentielles; on pourra encore modifier les quatre autres classes, ajouter de nouveaux genres à ceux que M. Pinel a établis et en augmenter le nombre : mais, quoi qu'on en dise, la plupart de ses classes et de ses genres resteront invariables quant au fond. = *Réflexions.* — Le parti de M. Pinel ne peut plus se soutenir. Il n'aurait pu le faire, qu'en changeant et en perfectionnant la Nosographie philosophique, à mesure que la médecine faisait des progrès. Mais son chef lui a manqué depuis dix ans, et personne n'a osé prendre la place de ce grand homme.

CLXXXV) *Doctrine des Broussaisistes.* = *Philosophie.* -- Elle est, en général, très mauvaise; parce qu'elle rend la médecine conjecturale, en lui donnant une base mobile, la physiologie broussaisienne. = *Physiologie.* -- Elle est trop incertaine et trop conjecturale pour y baser les indications thérapeutiques, ainsi que le prétend son auteur. Elle ne pourrait que servir secondairement, c'est-à-dire pour expliquer les faits et favoriser les découvertes : encore, même sous ce rapport, est-il probable qu'elle sera trouvée trop circonscrite pour embrasser tous les faits, et trop exclusive pour favoriser toutes les découvertes; à moins que son auteur ne la changeât et ne la modifiât, d'après le vœu de ses propres partisans, et particulièrement de MM. Boisseau et Bégin, que nous ne pouvons qu'admirer et encourager dans leur éclectisme physiologique (voyez *Journ. univ.*, *mars* 1822, etc. -- *et Journ. compl.*, *mai* 1822, pag. 257). = *Graphie.* -- La description des maladies, à en juger par les cours de M. Broussais, est fort au-dessous de celle de nos contemporains (*comparez les maladies de notre* Nosographie *avec celles de ces cours, soit imprimés, soit écrits*). = *Classification.* -- Dans ses ouvrages et ses cours, l'auteur paraît rejeter toute classification méthodique, et vouloir revenir à la division anatomique des anciens. Néanmoins, aux yeux de ceux qui jugent des choses par les faits, sans s'en rapporter aux paroles et aux apparences, M. Broussais classe tout comme un autre. Il divise *les maladies* en deux *classes : les irritations* et *les abirritations.* Il sous-divise *les irritations* en cinq *sous-classes : l'irritation simple, l'inflammation, l'hémorrhagie, la névrose*, et *les maladies organiques* ou *dégénérescences.* Il sous-divise l'*inflammation* en plusieurs *ordres : les inflammations de la tête; celles de la poitrine; celles du bas-ventre*, etc. Il sous-divise encore *ces ordres*, en *sous-ordres*, *genres*, *sous-genres*, *espèces*, *sous-espèces*, *variétés*, *sous-variétés*, etc. Par exemple, *les inflammations abdominales* sont *muqueuses*, *séreuses*, *celluleuses*, *parenchymateuses*, etc. Dans *les inflammations muqueuses*, il admet *les muqueuses des voies gastriques*, et *celles des voies génitales*. *Celles des voies gastriques* se divisent encore *en aiguës et en chroniques*. Enfin, chacune de ces deux dernières se compose aussi de sous-divisions, savoir *la gastrite*, *l'entérite*, *la colite*, *la duodénite*, *la gastro-entérite*, *la gastro-entéro colite*. Quelques-unes de ces phlegmasies admettent encore *plusieurs formes* : c'est ainsi que *la gastro-entérite* présente *les formes inflammatoire*, *gastrique*, *muqueuse*, *adynamique*, *ataxique*, *typhique*, etc. = *Réflexions*. -- Ce parti ne triomphera point, ne pourra pas même se soutenir, quand la nouvelle doctrine aura été appréciée sa juste valeur; à moins que son chef ne changeât les bases primitives de sa philosophie, une partie de sa physiologie, et n'adoptât la méthode descriptive des contemporains exposée dans notre *Nosographie*. Mais alors, il viendrait se confondre avec les éclectiques : à moins que l'ascendant, que son chef semble prendre sur tous les autres médecins du siècle, n'imposât à l'éclectisme le nom du broussaisisme; ce qui, du reste, serait assez indifférent aux éclectiques et aux progrès de l'art qu'ils ambitionnent, car dans ce cas le nom ne ferait rien à la chose.

CLXXXVI) *Doctrine des Montpelliéristes*. Pour juger la doctrine de l'école de Montpellier, qui, en grande partie, se réduit à celles de Bordeu, de Grimaud et de Barthez, nous prendrons les ouvrages de M. Bérard. = *Philosophie*. -- Elle paraît aussi mauvaise que celle de M. Broussais. Comme ce dernier, M. Bérard veut baser la médecine sur la physiologie, c'est-à-dire sur les hypothèses et les conjectures. Du moins, telle est la conséquence qu'on doit tirer du passage suivant : « M. Broussais, dit M. Bérard, a ébranlé d'abord toutes nos » idées médicales, et les a jetées comme dans une sorte de » cahos; mais bientôt, par l'habitude depuis long-temps » contractée, de juger et de concilier par l'observation » toutes les notions anciennes et modernes, analogues ou op» posées, nous avons cherché à refaire le système médical,

» sans prévention d'aucune espèce, et en assignant aux nou» velles et grandes découvertes leur véritable place; nous » réclamons l'attention et l'indulgence du lecteur : la pre» mière, parce que nous ne pourrons qu'indiquer les faits » et les principes, laissant les développemens à sa sagacité; » la seconde, parce qu'il s'agit de l'entreprise la plus difficile » dans la philosophie de la science, d'une sorte de restaura» ration de la médecine entière sur les principes les plus » étendus, les plus multipliés et les plus en rapport avec » l'ensemble des faits (*Revue médic., avril* 1822, p. 457). » De ce passage, on peut ce nous semble conclure, que M. Bérard veut changer la médecine jusque dans ses bases, et lui donner pour fondement sa physiologie, qui, quoique plus vaste et moins exclusive que celle de M. Broussais, n'en est pas moins systématique, hypothétique, conjecturale. = *Physiologie.* — Elle semble belle, grande, vaste, devant embrasser tous les faits, et fort supérieure à celle de M. Broussais. En un mot, tout fait espérer qu'elle sera en grande partie adoptée, pour expliquer les phénomènes et favoriser les découvertes, mais non pour servir de base à l'édifice médical. = *Graphie et Classifications.* — *La Graphie*, peu connue, sera vraisemblablement insuffisante; s'il faut en juger par l'article *Élémens de M. Bérard*, inséré au *Dictionnaire des sciences médicales.* — On peut dire la même chose *des Classifications.* = *Réflexions.* — Tout ce que le montpelliérisme peut espérer, c'est de faire adopter sa physiologie pour l'explication des faits. Ce parti, très peu nombreux, pourrait se rendre redoutable, s'il adoptait *la philosophie*, *la graphie* et *la classification des contemporains*, en y réunissant *les découvertes du siècle* et *du broussaisisme*; mais alors, il passerait au rang des éclectiques, et perdrait son nom.

CLXXXVII) *Doctrine des Contemporains.* = *Leur philosophie* est celle de M. Pinel et de l'école de Paris, qui ne basent la médecine que sur les faits. Les contemporains admettent les complications, la simplification des médicamens, et rectifient quelques idées philosophiques de M. Pinel, encore imparfaites ou erronées. = *Physiologie.* — Comme celle de M. Pinel, elle est certaine, mais très bornée et insuffisante pour expliquer les phénomènes et fournir une théorie médicale (v. *lettres* 16e *et* 17e). = *Graphie*. -- Elle est exacte et aussi avancée que le permet l'état de la science. Le cadre de sa méthode descriptive est presque parfait ; mais il s'en faut bien qu'on puisse encore en remplir toutes les cases (voy. notre *Nosographie*). = *Classification*. C'est celle de M. Pinel et de l'école de Paris, avec quelques perfectionnemens. = *Réflexions*. – Ce parti ne peut espérer et ne doit se proposer, que de se confondre avec les éclectiques, vers lesquels il a la plus grande tendance. En suivant cette tendance, il fera avancer la science ; tandis qu'il la ferait rétrograder, s'il se rapprochait des trois doctrines précédentes, *le pinélisme, le broussaisisme, le montpelliérisme*.

CLXXXIIIV) *Doctrine des Éclectiques*. = Elle est encore dans l'acte de sa formation. Les éclectiques adopteront *la philosophie* et *la graphie des contemporains*, auxquelles seront ajoutés tous les genres de perfectionnement possibles. Ils y joindront la meilleure *physiologie du siècle*; afin d'enformer une théorie médicale, qui manque, mais que tout réclame. Ils adopteront, corrigeront, modifieront de nouveau *la classification* de M. Pinel, admise par les contemporains. Enfin ils enrichiront la médecine pratique de ces derniers, de *toutes les découvertes médicales du siècle*, et particulièrement *de celles de M. Broussais* : sans s'embarrasser si toutes celles de ce dernier lui appartiennent, ce qui importe peu aux progrès de l'art ; car, si plusieurs d'entr'elles ne sont point à ce novateur, c'est à leurs auteurs à en réclamer la propriété. = *Réflexions*. – Le parti des éclectiques est celui de la vérité et de la raison. Tout fait donc espérer qu'il triomphera de tous les autres ; et que, dans ce siècle de lumières, la médecine ne retrogradera pas vers les hypothèses, tandis que les autres sciences s'avancent avec tant de rapidité, à l'aide des faits, dans les voies de l'observation.

Conclusions. Nous concluons que tous les médecins doivent : – 1°, se pénétrer de la doctrine des contemporains exposée dans notre *Nosographie* : – 2°, se mettre au courant de toutes les découvertes du siècle, et particulièrement de celles de M. Broussais, ayant toutefois grand soin de se tenir en garde contre sa philosophie, sa physiologie, et ses exagérations cliniques : — 3°, bien se pénétrer de la nécessité d'une théorie, ou d'une physiologie pathologique, non pour servir de base à la science, mais, comme en chymie, etc., seulement pour expliquer les phénomènes, lier et coordonner les faits, et présider aux découvertes : — 4°, prendre cette théorie dans les meilleures physiologies pathologiques qui vont paraître, c'est-à-dire dans celles qui s'éloigneront le plus des hypothèses, se rapprocheront le plus des faits, et se prêteront le plus à l'explication de tous les phénomènes : — 5°, se dépouiller de tout esprit de parti ; chercher la vérité de bonne foi, sans acception de personnes; et l'adopter, en vrais éclectiques, partout où elle se trouvera.

D'après ce que nous venons de voir, vous devez pressentir, Monsieur, que toutes les doctrines tendent vers l'éclectisme comme des rayons vers leur centre. Tout fait donc espérer, que la révolution médicale qui s'opère, loin de finir par l'anarchie, se terminera heureusement par la fusion de toutes ces doctrines dans celle des éclectiques. Mais, pour que cette utile fusion ait lieu, il est nécessaire de faire régner le plus grand ordre entre les divers partis : c'est ce que nous nous sommes proposé dans cette lettre ; et c'est ce que nous nous proposons aussi dans la suivante, relative à vos partisans, encore mêlés et confondus avec vos adversaires.

Nous avons l'honneur d'être, etc.

SEIZIÈME LETTRE.

DU BROUSSAISISME ET DE SES DIFFÉRENTES ESPÈCES.

Monsieur,

CLXXXIX) Vous êtes environné d'un grand nombre d'élèves et de médecins qui vous approuvent, vous admirent, vous encouragent et vous soutiennent. Vous les croyez tous broussaisistes (*partisans de votre doctrine*), ils s'en croient et on les en croit. Cependant vous êtes dans l'erreur ; vous, eux, et le public : la plupart de ces prétendus broussaisistes ne sont rien moins que les partisans de votre doctrine ; et comment le seraient-ils ? ils ne la connaissent pas. Si l'on ôtait de leur esprit que les fièvres sont des phlegmasies et qu'on les guérît par les sangsues, que leur resterait-il de vos principes?.... Une pareille erreur, si on la laisse subsister, sera très nuisible, *à vous, aux broussaisistes, au public*, et *à la médecine d'observation : à vous*, parce que vous comptez, dans les combats multipliés qu'on va vous livrer, sur cette armée, non moins aveuglée qu'enthousiaste, qui peut quitter vos bannières à la première attaque sérieuse dirigée contre vous; *aux broussaisistes*, parce que, partisans pour la plupart de la médecine d'observation plutôt que de la vôtre, ils sont exposés à combattre avec vous pour une cause qu'ils ne connaissent pas, et qu'ils abandonneront dès qu'ils l'auront connue; *au public*, parce qu'il juge trop légèrement de la bonté de votre doctrine par l'utilité de quelqu'une de ses parties, et par le nombreux cortège qui vous environne; enfin *à la médecine d'observation*, qui, par une fatalité qu'on a peine à concevoir, se voit attaquée par ses propres enfans, fourvoyés sans s'en douter dans les rangs de *la médecine systématique* (voy. notre 17e *lettre*).

Ce que je viens de dire pourra vous paraître une supposition, une hypothèse; c'est cependant une réalité qui sera démontrée par les évènemens futurs, et par la suite des lettres de notre *Défense* : car combien est-il de vos partisans qui se croient broussaisistes et ne le sont pas? qui, dès qu'ils connaîtront votre philosophie médicale, votre physiologie conjecturale, et l'exagération de vos découvertes cliniques, quitteront vos rangs pour passer dans les nôtres et vous combattre?

Il est donc important de remonter à la cause d'une erreur si féconde en mauvais résultats. Cette cause, nous la trouvons, dans une seule dénomination mal déterminée, dans le mot *broussaisiste*. Ce mot, malgré sa célébrité, est encore équivoque, et s'applique à plusieurs classes bien distinctes de vos partisans. Tâchons donc d'en analyser, d'en déterminer, d'en fixer les principales acceptions (*pour le bien de la chose, pour le vôtre, pour celui du public, de vos partisans et de la médecine d'observation*), et procédons-y le mieux qu'il nous sera possible : car, ici bas, pour l'homme environné de ténèbres, l'erreur est le plus grand des maux qu'il doive éviter, et la vérité le plus grand des biens qu'il doive s'efforcer d'atteindre. Cette règle, la maxime favorite du siècle, ne souffre aucune exception.

CXC) Il est trois espèces principales de *Broussaisistes*. — Les premiers admettent toute votre doctrine, votre philosophie, votre physiologie, vos découvertes et leur exagération : nous les appelons *Broussaisistes purs, parfaits*, ou *par excellence*. — Les seconds, ainsi que les premiers, croient à l'ensemble de votre doctrine; mais ils vous refusent leur croyance sur quelques points (*MM. Boisseau et Bégin adoptent votre philosophie avec vos découvertes et leurs exagérations; mais ils regardent les premières bases de votre physiologie comme hypothétiques et conjecturales. M. Roche admet votre philosophie, et peut-être même votre physiologie; mais il ne s'accorde pas avec vous sur quelques-unes de vos découvertes cliniques*) : nous les appelons *Broussaisistes impurs, imparfaits, mixtes*, ou *bâtards*. — Les troisièmes reconnaissent et soutiennent toutes celles de vos découvertes cliniques qui sont suffisamment constatées par l'observation et l'expérience; mais ils rejettent tout le reste de *la Nouvelle Doctrine* : ce sont *les Broussaisistes raisonnans, les Broussaisistes éclectiques*, ou plutôt simplement *les éclectiques*. (*Si ces derniers voulaient prendre le nom de tous ceux dont ils adoptent les opinions; ils auraient autant de noms qu'il y a eu de grandes découvertes faites par des médecins célèbres.*)

CXCI) *Les Broussaisistes purs, etc.* sont très nombreux. Néanmoins on ne compte, dans cette classe, que vous et la troupe moutonnière des jeunes gens imberbes qui aiment mieux penser d'après vous que d'après eux, qui jurent toujours d'après la parole du maître : *Jurant in verba magistri*. Ce sont ces broussaisistes que nous combattons particulièrement dans notre *Défense*. Il leur importe de nous lire avec attention, et de nous réfuter, ou d'adopter nos principes après une mûre délibération. C'est du moins, dans ce sens, qu'il doivent méditer notre *Défense*, s'ils sont sages.

CXCII) *Les Broussaisistes bâtards, etc.* sont assez nombreux; nous les regardons comme les seuls qui vous font quelque honneur, les seuls qui combattent pour vous avec quelque avantage. Ils se permettent, dans certaines circonstances, de penser par eux-mêmes, et de faire usage de leur raison. On compte, dans cette classe, presque tous les journalistes qui soutiennent votre cause : savoir MM Rhénaud, Boisseau, Roche, Bégin, etc.; et voire M. Ducamp *avec sa turpitude* (*Journal général, année* 1821, *dernière ligne de l'analyse d'un Traité sur l'ancienne doctrine*), et M. Gaultier de Claubry avec *ses assassinats* (*Journ. gén., ann.* 1822, *avril*, pag. 88 *de l'analyse de la première livraison de la Défense, etc.*). Dans les points les plus importans de la partie positive de votre doctrine, nous pensons comme cette sorte de broussaisistes, puisque nous admettons toutes vos véritables découvertes. Mais, dans un très grand nombre de cas, presque dans tout le reste de cette doctrine, nous combattons leurs opinions et les vôtres. *Les broussaisistes bâtards* doivent donc porter leur attention sur les points dans lesquels nous ne sommes pas d'accord avec eux, afin de changer leur façon de penser si nous avons raison, et de nous réfuter si nous avons tort.

CXCIII) *Les Broussaisistes éclectiques* admettent, comme nous l'avons déjà dit, toutes vos véritables découvertes cliniques, surtout celles qui ont constaté, que, dans un très grand nombre de phlegmasies, l'estomac avait une grande influence, soit active, soit passive; et que, dans la plupart des cas, les fièvres continues essentielles n'étaient que le symptôme d'une phlegmasie, le plus souvent de la gastro-entérite. Mais ils sont bien éloignés d'admettre comme vous l'influence presque constante de cette dernière phlegmasie dans toutes les affections, et la localisation des fièvres dans tous les cas. Ils avouent aussi que les fièvres intermittentes sont souvent le symptôme des phlegmasies : mais, jusqu'à ce qu'on ait démontré le contraire, ils pensent que, bien plus souvent encore, elles sont essentielles ou nerveuses (voyez notre 8e *lettre*). Du reste, ils rejettent la plus grande partie de votre doctrine, c'est-à-dire tout ce qui n'est point fondé sur les faits, mais appuyé seulement sur des parallogismes, des sophismes, des systèmes et des hypothèses. C'est dans cette classe de vos partisans que nous nous rangeons et que tout bon esprit nous paraît devoir se ranger, non-seulement pour vous combattre toutes les fois que vous aurez tort, mais encore pour vous défendre toutes les fois que vous aurez raison.

CXCIV) D'après ces données, on voit que, dans les combats qui vont avoir lieu entre les divers partis, les corps belligérans, pour combattre régulièrement, devront former quatre petites armées marchant sous quatre bannières bien distinctes : L'armée des *broussaisistes purs*, celle des *broussaisistes bâtards*, celle des *éclectiques*, et celle des *pinélistes* (*nous ne ferons mention ici, ni des montpelliéristes, qui sont encore en très petit nombre; ni des contemporains, près de s'incorporer dans les quatre armées principales*). Deux de ces petites armées seront toujours en hostilité permanente, soit qu'elles en viennent aux mains, soit qu'elles se tiennent en repos : savoir celle des *broussaisistes purs*, et celle des *pinélistes*. Les deux autres formeront deux corps d'armée voltigeans, qui, selon leurs opinions ou leurs intérêts, prêteront main-forte, tantôt à l'une, tantôt à l'autre des armées permanentes. C'est ainsi que, quand les *pinélistes purs* attaqueront quelqu'une de vos propositions fondamentales admises par les deux armées mobiles (*exemple, la localisation des fièvres essentielles dans un très grand nombre de cas*), celles-ci se joindront à vous pour joûter contre les *pinélistes*. Au contraire, lorsque ces mêmes *pinélistes* voudront renverser quelqu'un de vos principes qui ne sera pas admis par les deux armées mobiles (*la chimie vivante, etc.*), ces dernières se joindront à eux pour vous combattre. Enfin, quand les *éclectiques* se déclareront contre un point de votre doctrine rejeté par les *pinélistes*, mais admis par les *broussaisistes bâtards* (*exemple, la localisation de toutes les fièvres dites essentielles*), vous vous trouverez réuni à ces derniers pour résister aux *éclectiques* soutenus par les *pinélistes*. -- Dans tous ces cas, quoiqu'il existe quatre partis bien distincts, et quatre corps d'armée, il ne devra jamais se trouver dans le combat, que deux grandes armées, quoique tous les quatre corps en soient venus aux mains.

Nous espérons, Monsieur, que vous nous pardonnerez cette petite disgression sur un point de tactique des plus importans. Ces notions nous ont paru indispensables pour éviter la confusion qui règne encore entre tous les partis. Si un soldat peut quelquefois bien combattre sans avoir été exercé, il ne le peut jamais quand il ignore à quels ennemis il a affaire et à quel parti il doit se réunir avant le combat. En effet, comment le pourrait-il quand il lui est impossible d'éviter, dans la mêlée, la plus grande des confusions si commune aujourd'hui parmi les médecins de la capitale; celle qui fait qu'on tire sur les gens de son propre parti, et qu'on est exposé à être blessé par eux.

Nous avons l'honneur d'être, etc.

DIX-SEPTIÈME LETTRE.

DES THÉORIES MÉDICALES.

Monsieur,

CXCV) Quand un esprit juste veut se rendre compte de ce que vous entendez par *théorie*, il ne trouve, dans vos écrits, que vague et incertitude. Il est cependant nécessaire de déterminer la signification de ce mot, dans un temps où vous prétendez, et où tout le monde prétend, introduire les *théories* en médecine.

Le mot *théorie* a trois principales acceptions. 1°, Pris étymologiquement, il signifie la partie spéculative de la science médicale, en opposition avec sa partie pratique qui est l'application à l'homme malade de la *théorie*, c'est-à-dire de toutes les connaissances à l'aide desquelles on découvre les causes, le siége, le caractère, etc., et le traitement des maladies. 2°, Dans une acception moins étendue, on entend par *théorie le résultat des faits réduit en principes* (*préf. de la prem. édit. de votre Traité des phlegm. chroniq.*, p. viij); et c'est dans ce sens que notre *Nosographie médicale* offrirait une véritable théorie. 3°, Enfin, en restreignant encore davantage la signification du mot *théorie*, il désigne *cette partie de la médecine qui comprend l'explication de tous les phénomènes;* action des causes, production des symptômes, effet des médicamens, etc.

Après avoir examiné les diverses acceptions du mot *théorie*, voyons dans quel sens vous le prenez, soit dans vos cours, soit dans vos écrits ou votre doctrine. Ce n'est ni dans la première acception, ni dans la seconde; mais c'est dans la troisième. Vous ne pouvez le prendre dans la première, qui lui fait embrasser l'ensemble de toutes les sciences qui sont l'objet des études médicales, physique, chimie, botanique, anatomie, physiologie, etc. Vous ne le prenez pas dans la seconde, quoique vous l'eussiez annoncé dans la préface de votre *Traité des phlegmasies*, prem. édit., p. viij; car la physiologie consignée dans vos annales, qui forme la base de votre théorie, loin d'être *le résultat des faits réduit en principes*, n'est, comme nous le prouverons bientôt, qu'un tissu de systèmes et d'hypothèses. C'est donc dans la troisième acception que vous prenez le mot théorie, et que nous allons le prendre en tâchant de résoudre les quatre questions suivantes.

PREMIÈRE QUESTION.

Quel est le degré de certitude des Théories?

CXCVI) Les *théories* médicales ou les explications ont toujours été prises de la partie la moins certaine des physiologies. Elles doivent donc toujours suivre la condition de ces physiologies. Elles ne sont donc jamais certaines; mais plus ou moins probables et surtout conjecturales. En effet, la physiologie tire ses preuves : 1°, de l'observation des phénomènes qui se passent habituellement en nous; 2°, de l'ouverture des corps privés de vie, et des expériences que l'on peut faire sur eux; 3°, de l'analogie de structure existant entre nos organes; 4°, de l'observation des désordres que les maladies déterminent dans nos fonctions; 5°, de l'anatomie pathologique; 6°, des résultats que peuvent fournir certaines opérations chirurgicales, et des expériences innocentes que l'on peut tenter en les pratiquant sur l'homme vivant; 7°, du parallèle que l'on établit entre les organes des animaux et les nôtres, entre les fonctions qui leur sont propres et celles qui nous sont départies; 8°, des expériences que l'on peut faire sur eux; 9°, de l'observation des phénomènes qui caractérisent la vie des végétaux; 10°, des données que la physique peut nous fournir; 11°, des applications physiologiques auxquelles la chimie peut se prêter; 12°, enfin, du jugement et du raisonnement, sans lesquels tous les faits que l'on peut puiser dans les onze sources que nous venons d'énoncer, ne seraient d'aucune utilité. Or, si quelques-uns de ces douze moyens d'investigation, tels que le premier et le cinquième, peuvent nous faire atteindre quelquefois la certitude, l'emploi de la plupart des autres présente tant de difficultés qu'il a presque toujours conduit les esprits les plus justes à l'erreur plutôt qu'à la vérité. Donc il est de l'essence des physiologies d'être en grande partie conjecturales : donc les théories médicales, toujours prises de la partie la moins certaine de ces physiologies, sont encore plus conjecturales qu'elles. Que doit-on donc dire des physiologies et des théories modernes, pour lesquelles on se passionne et on s'enthousiasme aujourd'hui, jusqu'à vouloir leur subordonner la médecine d'observation, et par suite imposer à celle-ci le nom de celles-là ? Ces physiologies et ces théories ont, il est vrai, un grand avantage sur celles des anciens; mais, de ce qu'elles sont moins imparfaites, peut-on en conclure, ainsi que vous avez osé le faire de nos jours, qu'elles sont des sciences *certaines, inébranlables, immuables, éternelles*; et n'est-il pas évident au contraire qu'elles ne sont la plupart du temps que conjecturales et hypothétiques, surtout quand on veut s'en servir pour tout expliquer, et pour remonter à l'origine des choses, à l'étude des causes premières placées par l'auteur de la nature hors la portée de l'investigation de l'esprit humain? S'il restait aucun doute sur ce point, un coup-d'œil jeté sur les physiologies, et les théories les plus parfaites, sur les vôtres par exemple, suffirait pour le dissiper. A peine avez-vous publié dans vos Annales les bases de votre théorie ou physiologie pathologique, que tout le monde, vos partisans même les plus dévoués, en ont reconnu le vague et l'incertitude. Pour ne pas revenir sur ce qu'en a dit M. Boisseau, page 211 de nos Lettres, voici comment s'exprime M. Bégin dont le témoignage ne saurait vous être suspect : « Pourquoi, s'écrie-t-il, rappeler le démon des hypothèses, » des explications abstraites, des théories métaphysiques qui » semblaient à jamais bannies du domaine des sciences na-

» turelles?.... Et quel avantage M. Broussais aura-t-il retiré » de la chute rapide du système médical qu'il a renversé, » s'il lui en substitue un autre établi sur des bases sembla- » bles, et aussi peu en rapport que lui avec les progrès de » la philosophie (*Journ. compl., mai*, 1822, pag. 257, » 261)? » -- Donc les théories médicales sont, en grande partie, conjecturales et hypothétiques.

DEUXIÈME QUESTION.

Les Théories peuvent-elles servir de base à la Médecine?

CXCVII) La solution de cette question dépend de la réponse que nous venons de faire à la précédente. En effet, si les théories sont incertaines, elles ne peuvent servir de base à la médecine dont les fondemens doivent être solides et invariables. La médecine est une science d'observation; les sciences d'observation doivent être basées sur des faits. Donc la médecine ne peut l'être sur les explications; et vouloir lui donner une telle base, ce serait nous faire rétrograder d'un siècle, et rendre inutiles les travaux de la philosophie moderne qui nous ont fait renoncer aux explications, aux hypothèses, et ramenés à ce que les sciences ont de plus positif. Par quelle fatalité nous reportez-vous aujourd'hui, Monsieur, à ce temps où les philosophes du 18e siècle combattaient avec tant d'avantage les erreurs, les préjugés, et surtout la manie de tout expliquer? Et pourquoi faut-il que vous nous mettiez dans la nécessité de reproduire ici quelqu'un des argumens dont ils se sont servis autrefois pour faire sentir le faible, le vague, et l'incertitude des explications? Voici donc comment l'esprit géométrique de d'Alembert combattait en 1759, dans ses *Élémens de philosophie*, les explications ou la mauvaise manière de philosopher de son siècle: « La » circonspection avec laquelle on doit faire usage de l'art de » conjecturer en physique, pour deviner les faits qui ne sont » pas à la portée de nos sens, doit être encore plus grande » quand il s'agit d'expliquer les faits connus. C'est surtout » alors que les raisonnemens tirés de l'analogie sont le plus » sujets à nous induire en erreur. J'ai quelquefois désiré que » pour guérir les physiciens de la manie d'expliquer tout,

» on fit un ouvrage qu'on pourrait intituler *anti-physique*, » et dans lequel, supposant les phénomènes tout autrement » qu'ils ne sont, on en donnerait en même temps des expli- » cations si évidentes en apparence, que le physicien et » même le géomètre le plus difficile devraient en être satis- » faits. On dirait, par exemple, pour expliquer les faits » non existans :

» *Premier Fait. -- Le baromètre hausse pour annoncer* » *la pluie.* = *Explication.* Lorsqu'il doit pleuvoir, l'air est » plus chargé de vapeurs, par conséquent plus pesant; par » conséquent il doit faire hausser le baromètre : *ce qu'il fal-* » *lait démontrer.* »

» *Deuxième Fait. -- L'hiver est la saison où la grèle* » *doit principalement tomber.* = *Explication.* L'atmos- » phère étant plus froide en hiver, il est évident que c'est » surtout dans cette saison que les gouttes de pluie doivent se » congeler jusqu'à se durcir en traversant l'atmosphère : *ce* » *qu'il fallait démontrer.* »

» Par malheur pour ces explications, les faits y sont abso- » lument opposés. Le baromètre baisse pour annoncer la » pluie, et la grêle tombe bien plus souvent en été qu'en » hiver. -- Voici un modèle des raisonnemens par lesquels les » philosophes prétendent décider qu'un fait est impossible, » prescrire des bornes à la nature, et lui dire comme Dieu » à la mer : *Tu iras jusqu'ici, et tu n'avanceras pas plus* » *loin.* »

» *Premier Problème.* -- On demande *s'il est possible qu'un* » *pepin de fruit mis en terre produise, au bout d'un cer-* » *tain nombre d'années, un arbre du même genre que celui* » *d'où le fruit a été tiré.* = *Réponse.* Il est évident que cela » est impossible; comment *le moins* peut-il produire *le plus?* » à moins qu'on ne veuille donner le démenti à l'axiome, » que *le tout est plus grand que sa partie.*

» *Deuxième Probléme. -- Est-il possible qu'une certaine* » *liqueur, lancée par un animal dans le corps de sa fe-* » *melle, produise un autre animal de même espèce?* = » *Réponse.* Quelle absurdité! et quel rapport peut-il y avoir » entre cette liqueur brute de quelque genre qu'elle soit, et

» un être pensant et sentant? On ne donne point ce qu'on » n'a point; ceux qui font cette question sont tout au moins » suspects de matérialisme; mais heureusement l'absurdité » de leur hypothèse empêche qu'elle ne soit dangereuse.

» *Troisième Problème.* -- On prétend *avoir trouvé le secret* » *d'une petite poudre qui a cette propriété, que quand il* » *tombe une étincelle dessus, cette poudre éclate avec* » *grand bruit, et peut, quoiqu'en assez petite quantité,* » *renverser, dans son explosion, des édifices considérables.* » On demande si la chose est possible? = *Réponse.* Cela » est impossible par tous les principes de la mécanique. Pour » qu'une petite masse en renverse une grande, il faut au moins » que cette petite masse soit douée d'une vitesse énorme. Et » comment une étincelle peut-elle communiquer une si » grande vitesse à un amas de grains de poudre en repos? » car, d'un côté, cette étincelle est beaucoup moindre que » l'amas de grains de poudre, et de l'autre la vitesse avec » laquelle elle tombe sur cet amas de grains, est peu consi- » dérable. Il faut donc encore renvoyer ce prétendu fait au » catalogue des fables.

» En voilà, ce me semble, assez pour convaincre les phy- » siciens sages, les physiciens vraiment philosophes, combien » ils doivent être sur leurs gardes, et si j'ose le dire, mo- » destes, même à l'égard des faits qu'ils croient expliquer le » plus clairement; puisque, dans des cas où ils croiraient at- » teindre jusqu'à la démonstration, ils pourraient avancer » des absurdités sans le savoir. C'est bien pis quand ces ex- » plications hasardées ne se bornent pas à la simple spécula- » tion, mais qu'elles peuvent avoir, comme en médecine, » les effets les plus nuisibles, si on a le malheur de se trom- » per. La médecine systématique me paraît, et je ne crois » pas employer une expression trop forte, un vrai fléau du » genre humain. Des observations bien multipliées, bien » détaillées, bien rapprochées les unes des autres, voilà, ce » me semble, à quoi les raisonnemens en médecine devraient » se réduire. Je ne puis me défendre d'un mouvement d'in- » dignation et de pitié, quand je me rappelle qu'un homme » qui se faisait appeler médecin, et qui avait pensé me faire

» perdre un de mes amis, en rendant très dangereuse une » maladie très légère, venait, au sortir de là, *me prouver* » que la médecine était plus certaine que la géométrie. »

Voilà, Monsieur, ce que disait D'Alembert, au 18e siècle, des explications, qui, de son temps, servaient de base à la médecine, et qui lui en serviraient encore aujourd'hui si votre doctrine venait à être généralement adoptée. Ceci soit dit en passant, moins pour vous appliquer ce que D'Alembert disait d'un médecin infatué de la certitude de sa médecine systématique, que pour vous mieux faire sentir le peu de certitude des explications en médecine, et le ridicule de ceux qui voudraient donner une pareille base à cette science qui touche de si près à ce que l'homme a de plus précieux, sa vie et sa santé.

TROISIÈME QUESTION.

Quel usage doit-on faire des Théories?

CXCVIII) Plutôt que d'introduire les théories en médecine, il eût été peut-être plus utile de suivre l'impulsion donnée par la nosographie philosophique; de rejeter toute théorie, pour se borner à l'observation des faits sans les expliquer. Mais l'*état actuel de la médecine et l'esprit du siècle* réclament impérieusement aujourd'hui les explications, les théories. Ce serait en vain qu'on voudrait s'opposer à ce besoin impérieux (*de l'art et du siècle*), qui, semblable à un torrent impétueux renverserait tous les obstacles qu'on pourrait lui opposer : -- 1°, La méthode pinélienne, uniquement bornée à l'observation des maladies, a produit un si grand nombre de matériaux ou d'histoires particulières de maladies, que l'espèce d'empirisme médical dans lequel nous vivons ne paraît plus suffire pour les embrasser, les lier et les coordonner. Une théorie devient donc indispensable pour cet objet. -- 2°, D'un autre côté, l'esprit du siècle est tel qu'on ne se contente plus des faits et de la tardive vérité. Il faut des explications bonnes ou mauvaises; des systèmes, des hypothèses, en un mot des théories : « La promptitude à saisir les objets, et la disposition à imiter entraînent la génération médicale actuelle; on veut des explications, on veut se rendre raison des faits. La vérité ne suffit plus; elle ne se laisse pas approcher facilement; et le chemin de l'expérience qui y conduit paraît trop long et trop pénible. L'esprit humain est impatient, et l'expérience est tardive : de là vient qu'il s'attache à ces phantômes séduisans qu'on appelle systèmes, qui le flattent d'ailleurs par ce qu'il y a chez lui de plus aisé à séduire, l'imagination et l'amour-propre. Il y a plus, c'est que les plus grands esprits sont les plus susceptibles de l'illusion des systèmes. Leur vaste intelligence ne peut souffrir ce qui l'arrête. Le doute est pour eux un état violent, et c'est ainsi qu'un Descartes, un Leibnitz, en cherchant les premiers principes des choses, rencontrèrent, l'un des tourbillons, l'autre des monades. Quand de pareils guides ont marché en avant, le reste des hommes, naturellement imitateur, suit comme un troupeau, et l'on emploie à étudier les erreurs, le temps qu'on aurait pu mettre à chercher la vérité. »

Il ne s'agit donc plus de rejeter les théories, la chose serait impossible : il faut donc les admettre; mais en leur donnant la meilleure direction possible, d'après la bonne manière de philosopher. Or, si les théories ne peuvent servir de base à la médecine, ainsi que nous l'avons déjà prouvé dans cette lettre, quelle est la place qu'elles doivent occuper en pathologie? On ne doit leur donner qu'un rang secondaire, et ne s'en servir que pour expliquer les faits, sans jamais perdre de vue, qu'autant les bases de la médecine d'observation sont fortes et immuables, autant celles des théories sont faibles et mobiles. En effet, les théories, la plupart du temps conjecturales, doivent être toujours subordonnées aux faits, et suivre les progrès des découvertes. Car, lorsque les faits changent, soit parce qu'ils ont été mal observés, soit parce que quelques-uns de leurs élémens étaient inconnus, les théories doivent changer avec eux. Mais, afin de prévenir les erreurs auxquelles entraînent les théories, et afin d'en retirer au contraire le plus grand avantage possible dans l'usage qu'on en fera pour l'explication des phénomènes, il faudra nécessairement les isoler de la médecine d'observation, de la manière suivante : consultez chaque maladie de notre *Nosographie médicale*, et, à la fin de chaque article, *causes*, *symptômes*, *terminaisons*, *etc.*, ajoutez un nouvel article qui aura pour titre *Théorie* ou *explication des causes*, *des symptômes*, *des terminaisons*, *etc.* De cette manière, on aura, d'un côté la partie positive de la science, de l'autre la partie conjecturale; et l'on pourra ainsi tirer parti de la théorie d'une maladie, sans en abuser comme tous nos devanciers.

QUATRIÈME QUESTION.

M. Broussais use-t-il des Théories conformément à la philosophie du siècle?

CXCIX) L'usage que vous faites de votre théorie est opposé à la philosophie du siècle, exposée dans la réponse aux trois questions précédentes. Vous basez, sur cette théorie, votre médecine; et il suit de là que souvent celle-ci varie au gré de celle-là, et contradictoirement aux faits les mieux constatés que vous êtes obligé de plier à vos idées systématiques. Nous en donnerons la preuve dans la première lettre de la troisième livraison, où vous verrez votre fausse théorie des inflammations donner une entorse à ces faits, et changer plusieurs parties essentielles du traitement de cette classe de maladies, contre l'évidence et l'expérience des médecins de tous les siècles.

Nous avons l'honneur d'être, etc.

www.ingramcontent.com/pod-product-compliance
Ingram Content Group UK Ltd.
Pitfield, Milton Keynes, MK11 3LW, UK
UKHW012237240726
13966UKWH00003B/1141

9 782011 928443